Cwestiynau Cyffredin am Dementia

Cwestiynau Cyffredin am Ddementia

TOM RUSS A
MICHAEL HUDDLESTON

GRAFFEG

Cwestiynau Cyffredin am Ddementia
Ysgrifennwyd gan Tom Russ a Michael Huddleston hawlfraint © 2021.
Addasiad Cymraeg gan Testun Cyfyngedig.
Dyluniwyd a chynhyrchwyd gan Graffeg Cyf. hawlfraint © 2024.

ISBN 9781802587579

Graffeg Cyf., 24 Canolfan Fusnes Parc y Strade,
Ffordd Mwrwg, Llangennech, Llanelli,
Sir Gaerfyrddin, SA14 8YP, Cymru, y Deyrnas Unedig.
Ffôn: 01554 824000. www.graffeg.com.

Cyhoeddwyd yn gyntaf ym Mhrydain Fawr gan Sheldon Press yn 2023
Gwasgnod John Murray Press, Is-adran Hodder a Stoughton Ltd,
Cwmni Hachette UK

Mae hawl Tom Russ a Michael Huddleston i gael eu hadnabod fel
Awduron y Gwaith wedi'i ddatgan ganddynt yn unol â Deddf Hawlfraint,
Dyluniadau a Phatentau 1988.

Cyhoeddir y llyfr hwn at ddibenion gwybodaeth neu addysgol yn unig ac
ni fwriedir iddo ddisodli cyngor neu driniaeth feddygol. Dylai unrhyw
berson sydd â chyflwr sy'n galw am driniaeth feddygol ymgynghori ag
ymarferydd meddygol cymwys neu therapydd addas.

Mae cofnod catalog CIP ar gyfer y teitl hwn ar gael o'r Llyfrgell Brydeinig.

Mae'r cyhoeddwr yn cydnabod cefnogaeth ariannol
Cyngor Llyfrau Cymru. www.gwales.com.

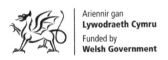

Ariennir gan
Lywodraeth Cymru
Funded by
Welsh Government

I John, a awgrymodd y dylwn i ysgrifennu llyfr – TR

I'r bobl sy'n byw gyda dementia a'r gofalwyr rwy'n treulio amser gyda nhw sydd â phrofiadau sy'n rhagori ar unrhyw beth y gallai llyfr ei gofnodi – MH

Cynnwys

Yr awduron

Mae **Dr Tom Russ PhD FRCPsych** yn seiciatrydd ymgynghorol yng Ngwasanaeth Iechyd Gwladol (GIG) Lothian ac yn ddarllenydd clinigol anrhydeddus ym Mhrifysgol Caeredin. Mae wedi gweithio yn y GIG ers 2004, o Caithness yng ngogledd yr Alban i Orllewin Sussex ar arfordir de Lloegr, a sawl lle arall rhwng y ddau. Roedd ei PhD yn canolbwyntio ar ffactorau risg ar gyfer dementia, gan holi'n benodol a yw ble mae pobl yn byw a ffactorau risg amgylcheddol yn bwysig. Mae'n Gyfarwyddwr Alzheimer Scotland Dementia Research Centre ym Mhrifysgol Caeredin ac yn Hyrwyddwr Ymchwil Glinigol NHS Research Scotland (NRS) Neuroprogressive and Dementia Network.

Michael Huddleston yw Ymgynghorydd Dementia Alzheimer Scotland ar gyfer Midlothian ac East Lothian. Mae'n rhoi cyngor a gwybodaeth i bobl sy'n byw gyda dementia a'u teuluoedd, ac mae'n gweithio'n agos gyda Phartneriaethau Iechyd a Gofal Cymdeithasol lleol i lunio a dylanwadu ar strategaethau dementia a strategaethau penodol i ofalwyr, ac i ddiwallu anghenion ac ystyried barn pobl sydd â phrofiad o fyw gyda dementia.

Rhagair

Y Scottish Dementia Working Group a'r National Dementia Carers Action Network

Mae Scottish Dementia Working Group (SDWG) a'r National Dementia Carers Action Network (NDCAN) yn grwpiau cenedlaethol o dan arweiniad eu haelodau, ar gyfer pobl sy'n byw gyda diagnosis o ddementia a gofalwyr pobl sydd â dementia. Fel grwpiau llais gweithredol, mae ein haelodau wedi ymrwymo i alluogi a hyrwyddo lleisiau amrywiol pobl â dementia a gofalwyr er mwyn ymgyrchu dros hawliau, eu hyrwyddo a'u cynnal, a sbarduno newid. Mae ein blaenoriaethau yn cynnwys codi ymwybyddiaeth, gwella hawliau, a mynd i'r afael â stigma dementia.

Law yn llaw â'r hyn sy'n ein huno, mae'n bwysig cofio bod pobl yr effeithir arnynt gan ddementia yn gwbl unigryw. Mae pob un ohonom yn wahanol, ac mae gennym anghenion gwahanol a diddordebau gwahanol. Mae rhai ohonom yn hoffi canu neu chwarae cerddoriaeth, ac eraill yn mwynhau cadw'n heini neu fod yn greadigol. Mae rhai eisiau parhau i weithio neu ddysgu, tra bydd cynnal cysylltiadau cymdeithasol gyda ffrindiau a theulu yn flaenoriaeth i eraill.

Yn union fel y mae ein diddordebau yn wahanol, felly hefyd ein profiadau o ddementia. Mae taith dementia pob person yn wahanol, o'r llwybr i ddiagnosis, i fyw'n dda gyda dementia; o sut gallwn ni barhau i wneud y pethau rydyn ni'n eu mwynhau, i reoli symptomau dementia a'r cymorth bydd ei angen arnom o bosibl.

Trwy gydweithio, gwelsom nad oes un ateb i ddementia sy'n addas i bawb, ond mae yna gwestiynau cyffredin yn codi ac mae modd rhannu cyngor buddiol a gwybodaeth ddefnyddiol. Dyna nod y llyfr hwn, ac mae'n darparu gwybodaeth am faterion amrywiol fel beth yw dementia a sut mae diagnosis yn cael ei wneud; symptomau a chamau dementia; sut i fyw'n dda gyda dementia; a sut i gefnogi rhywun sy'n byw gyda dementia.

Yn ogystal â chynnig atebion i'r holl gwestiynau sydd gan bobl sy'n byw gyda dementia a'u gofalwyr, mae'r llyfr yn cynnwys awgrymiadau a strategaethau defnyddiol i gynorthwyo'r unigolyn sy'n byw gyda dementia a'r rhai sy'n ei gynorthwyo i addasu i newidiadau yn ei gof a'i ymddygiad, ac ymdopi â nhw. Mae yna hefyd bennod bwysig i ofalwyr sy'n cynnwys cyngor a gwybodaeth am hunanofal.

Wrth ysgrifennu'r llyfr hwn, mae Tom a Michael wedi dwyn ynghyd eu holl wybodaeth a'u profiad er mwyn creu adnodd penigamp, hirddisgwyliedig ar gyfer unrhyw un yr effeithir arnynt gan ddementia, a'n gobaith yw y bydd yn ganllaw effeithiol i chi wrth i chi lywio'ch taith dementia bersonol.

Rhagymadrodd

Os ydych chi'n poeni am eich cof, wedi cael diagnosis o ddementia, neu'n poeni am ffrind neu berthynas, ein gobaith yw y byddwch chi'n dod o hyd i'r atebion i'ch cwestiynau yn y llyfr hwn. Ddylai neb orfod ymdopi â dementia ar ei ben ei hun, ac rydyn ni'n gobeithio bod cymorth ar gael i chi ac y gallwch chi ddod o hyd i help ychwanegol pan fydd ei angen arnoch.

Un anhawster wrth ysgrifennu llyfr fel hwn yw nad ydyn ni'n gwybod pwy sy'n ei ddarllen. Rydyn ni wedi ceisio bod yn gyson, ond weithiau rydyn ni'n siarad yn uniongyrchol â'r person â dementia, a thro arall bydd yr wybodaeth ar gyfer ei berthynas neu ei ofalwr (mae blychau testun ar gyfer gofalwyr drwy'r llyfr, gyda Phenodau 18 a 19 yn uniongyrchol ar eu cyfer nhw). Yn yr un modd, mae'n haws penderfynu a yw'r wybodaeth wedi'i chyflwyno ar y lefel gywir neu a yw'n rhy gymhleth wrth sgwrsio â rhywun nac yw hi mewn llyfr. Rydyn ni wedi ceisio bod yn glir yn ogystal â chynnwys rhywfaint o fanylion ar gyfer pobl sydd eisiau gwybod mwy. Rydyn ni wedi gwneud ein gorau i sicrhau cydbwysedd rhesymol.

Gwnaethom ni ddefnyddio X (Twitter) a'n cysylltiadau lleol i gasglu'r cwestiynau sy'n bwysig i bobl â dementia a'u teuluoedd. Gobeithio y bydd hyn yn golygu bod y llyfr yn ddefnyddiol i lawer o bobl. Rydyn ni'n ddiolchgar iawn i ffrindiau a chydweithwyr a ofynnodd gwestiynau neu sydd wedi darllen y llyfr cyfan neu rywfaint ohono ar ffurf llawysgrif. Yn benodol, hoffem ddiolch i Alzheimer Scotland am ganiatâd i atgynhyrchu Ffigurau 7.1 a 15.1, i Rosie Ashworth, Willy Gilder, Fiona Hartley, Stuart Hay, Emma Law, Donncha Mullin, David Ross, Lucy Stirland, Danielle Wilson, ac i'r holl bartneriaid ymchwil a ddarllenodd y llawysgrif. Mae eu sylwadau wedi cyfoethogi'r llyfr hwn yn fawr. Ni sy'n gyfrifol am unrhyw gamsyniadau neu wendidau iaith yn y llyfr.

Yn olaf, rydyn ni'n ddiolchgar i'n teuluoedd am eu cariad a'u cefnogaeth wrth i ni deipio, a bob amser.
Tom Russ a Michael Huddleston, Hydref 2022.

1

Beth yw dementia?

Onid yw cof pawb yn gwaethygu wrth iddyn nhw heneiddio?

Mae rhai cyneddfau dynol yn gwaethygu fel rhan o'r broses heneiddio 'arferol'. Yr amser mae'n ei gymryd i ymateb yw'r gallu sy'n gwaethygu amlaf. Gall amser ymateb arafach ei gwneud hi'n anoddach i rywun brosesu gwybodaeth yn gyflym. Gall olygu eich bod yn cymryd mwy o amser i feddwl am bethau a gwneud penderfyniadau.

Yn aml – ond nid bob tro! – mae cyneddfau eraill, fel doethineb, yn parhau i gynyddu wrth i ni heneiddio. Yn yr un modd, mae ein geirfa yn tueddu i gynyddu ac yna'n parhau'n sefydlog gydol ein bywydau.

Yn aml, credir bod problemau'r cof yn un o'r agweddau arferol ar heneiddio. Fodd bynnag, os ydych chi'n cael trafferth cofio pethau, gallai olygu bod rhywbeth heblaw heneiddio yn digwydd.

Ydy problemau'r cof yn golygu bod gen i ddementia?

Os ydych chi'n cael problemau gyda'ch cof, dylech gysylltu â'ch meddyg a threfnu asesiad. Fodd bynnag, peidiwch â neidio i'r casgliad yn syth fod gennych chi ddementia. Er bod hynny'n bosibilrwydd, mae yna gant a mil o resymau eraill a allai egluro'r problemau gyda'ch cof. O'r tua 1000 o bobl sy'n cael eu hatgyfeirio i'n clinig cof yng Nghaeredin bob blwyddyn, mae'n debyg bod eu hanner yn derbyn diagnosis o ddementia. Gallai cof rhywun waethygu am sawl rheswm arall, gan gynnwys effeithiau meddyginiaeth, cyflyrau iechyd eraill, straen, iselder a gorbryder. Mae modd gwella'r rhan fwyaf o'r cyflyrau hyn, naill ai trwy newid meddyginiaeth neu newid ffordd o fyw. Felly, mae'n bwysig iawn cysylltu â'ch meddyg os ydych chi neu'ch teulu yn poeni am eich cof.

Syndrom dementia

Roedd y byd meddygol dipyn yn symlach yn y gorffennol, yn enwedig felly'r gangen feddygaeth a oedd yn ymdrin â'r meddwl. Mae yna benddelw o'r meddyg enwog o Ffrainc, Philippe Pinel (1745–1826), yn yr ysbyty lle mae Tom yn gweithio. O gymharu â'r miloedd o afiechydon sydd wedi'u codio yn Nosbarthiad Clefydau Rhyngwladol diweddaraf Sefydliad Iechyd y Byd, dim ond pedwar diagnosis yr oedd Pinel yn eu cydnabod: pruddglwyf (a elwir yn iselder bellach), mania, penwendid (anabledd deallusol), a dementia.

Mae'r gair 'dementia' yn deillio o'r gair Lladin *demens* sy'n golygu 'o'ch cof', ond mae'n cael ei ddefnyddio bellach i ddynodi syndrom (casgliad o symptomau sy'n cyd-fynd â'i gilydd yn aml):

- dirywiad mewn un sgil gwybyddol (meddwl) neu fwy, gan gynnwys y cof yn aml
- anawsterau wrth gyflawni tasgau bob dydd
- dirywiad cynyddol (h.y. mae'n parhau i waethygu)
- dirywiad sy'n para o leiaf chwe mis.

A yw clefyd Alzheimer yr un fath â dementia?

Gall nifer o afiechydon gwahanol achosi syndrom dementia. Clefyd Alzheimer yw'r un mwyaf cyffredin, a dyna pam mae llawer o bobl yn meddwl fod dementia a chlefyd Alzheimer yr un fath.

Fodd bynnag, yn aml clinigwyr sydd ar fai am yr ansicrwydd hwn oherwydd eu diffyg cywirdeb wrth ddefnyddio iaith. Er mwyn bod yn fanwl gywir, mae'n rhaid i ni wahaniaethu rhwng *clefyd* Alzheimer a *dementia* Alzheimer (y cyfeiriwyd ato yn aml yn y gorffennol fel 'dementia mewn clefyd Alzheimer'). Mae clefyd Alzheimer yn salwch sy'n effeithio ar yr ymennydd. Mae modd canfod y salwch hwn yn ymennydd unigolyn pan fydd yn ei dridegau neu ei bedwardegau hyd yn oed.

Mae'r newidiadau hyn yn yr ymennydd yn tueddu i waethygu gydag oedran, ond – ac mae hyn yn bwysig – nid yw pawb sydd â chlefyd Alzheimer yn mynd ymlaen i ddatblygu dementia Alzheimer. Dirywiad cynyddol yn y cof (a sgiliau meddwl eraill) a galluoedd bob dydd eraill – dyna yw dementia Alzheimer. Yn syml, mae clefyd Alzheimer yn effeithio ar yr ymennydd, tra bydd dementia Alzheimer yn effeithio ar yr unigolyn.

Mae'n debyg bydd llawer o bobl sydd â chlefyd Alzheimer yn eu hymennydd byth yn datblygu unrhyw symptomau o ddementia Alzheimer. Yn anffodus, allwn ni ddim rhagweld ar hyn o bryd pwy fydd yn datblygu symptomau ac yn cael diagnosis o ddementia Alzheimer maes o law, a phwy fydd yn byw i wth o oedran heb unrhyw broblemau gyda'r cof ac yn marw o rywbeth arall, er bod ganddyn nhw glefyd Alzheimer yn eu hymennydd.

A yw dementia yr un fath â dementia Alzheimer?

Mae llawer o afiechydon eraill yn achosi dementia hefyd, felly na – nid yw dementia a dementia Alzheimer yr un fath. Fodd bynnag, clefyd Alzheimer yw'r salwch mwyaf cyffredin sy'n arwain at ddementia.

Dementia fasgwlaidd

Yr ail salwch mwyaf cyffredin yw clefyd cerebrofasgwlaidd, neu newidiadau yn y pibellau gwaed yn yr ymennydd. Mae'r un broses yn digwydd trwy'r corff cyfan, ac mae'n gallu arwain at angina a chlefyd ischaemia'r galon hefyd. Mae clefyd fasgwlaidd

3

yn achosi i rannau bach o'r ymennydd gael eu hamddifadu o ocsigen dros gyfnod hir, neu'n gwneud iddyn nhw farw. Gall hyn arwain at ddementia fasgwlaidd (dementia sy'n deillio o glefyd cerebrofasgwlaidd).

Gall dementia fasgwlaidd ddigwydd ochr yn ochr ag un neu fwy o strociau neu 'byliau ischaemig byrhoedlog' (TIAs, neu strociau bach). Cyfeirir at symptomau dementia ar ôl strôc fawr fel 'dementia ar ôl strôc'. Mae'r broses sylfaenol yn yr ymennydd yr un fath.

Dementia cymysg

Mae gan lawer o bobl sy'n cael diagnosis o ddementia gyfuniad o ddementia Alzheimer a chlefyd cerebrofasgwlaidd. Cyfeirir at y cyfuniad hwn yn gyffredinol fel 'dementia cymysg'.

Dementia gyda chyrff Lewy

Y trydydd achos mwyaf cyffredin o ddementia (ond yr ail achos *niwroddirywiol* mwyaf cyffredin, gyda 10–15 y cant) yw dementia gyda chyrff Lewy. Mae 'cyrff Lewy' (protein yn cronni yn yr ymennydd) wedi'u henwi ar ôl Dr Frederic Lewy (1880–1950), meddyg Iddewig o'r Almaen a'r person cyntaf i nodi'r priodoleddau hyn yn yr ymennydd ym 1910.

Syndromau dirywiad y llabedau blaenarleisiol

Y pedwerydd achos mwyaf cyffredin o ddementia yw'r syndromau dirywiad llabedol blaenarleisiol (FTLD). Mae pob un o'r syndromau hyn yn effeithio'n bennaf ar labedau blaen a llabedau arleisiol yr ymennydd. Mae'r symptomau'n cynnwys newidiadau mewn ymddygiad neu iaith ac anawsterau penodol o safbwynt gweithredu goruchwyliol (cynllunio a dilyniannu).

Beth am afiechydon llai cyffredin sy'n gysylltiedig â dementia?

Mae'r pedwar achos cyffredin yn gyfrifol am tua 19 o 20 diagnosis o ddementia. Fodd bynnag, mae yna achosion eraill o ddementia, gan gynnwys parlys uwchgnewyllol cynyddol, clefyd Huntington, clefyd niwronau motor, dirywiad corticowaelodol, angiopathi amyloid yr ymennydd, CADASIL (arteriopathi trechol awtosomaidd yr ymennydd gyda chnawdnychiadau isgortigol a lewcoenseffalopathi), a chlefyd Creutzfeldt-Jakob. Nid oes lle i drafod y cyflyrau hyn yn fanwl yma, ond mae gwybodaeth ar gael ar-lein. Mae gwefannau elusennau dementia cyffredinol neu wefannau'r clefydau penodol yn lle da i gychwyn arni. (e.e. gweler tudalen 148)

A yw dementia yn gyflwr etifeddol? Os oes gen i ddementia, beth am fy mhlant?

Mae rhai mathau o ddementia yn etifeddol, ond maen nhw'n tueddu i fod yn fathau o salwch lle mae pobl yn datblygu symptomau yn gynharach o lawer nag arfer, yn aml yn eu pedwardegau. Fel arfer, maen nhw'n gysylltiedig ag annormaleddau genynnol hysbys, a gallen nhw effeithio ar sawl person yn y teulu ehangach. Mae yna bosibilrwydd un mewn dau y bydd rhywun sydd â mwtaniad yn un o'r genynnau perthnasol yn ei drosglwyddo i'w blant.

Mae'r rhan fwyaf o bobl sy'n datblygu dementia yn gwneud hynny yn hwyrach yn eu bywydau (sy'n aml yn cael ei ddiffinio'n fympwyol fel 65 oed neu'n hŷn), ac oedran yw'r ffactor risg pwysicaf. Nid yw hynny'n golygu nad yw geneteg yn chwarae ei rhan. Os oes gan unigolyn berthynas agos (rhiant, brawd neu chwaer, neu blentyn) sydd â dementia Alzheimer, bydd gan yr unigolyn hwn risg ychydig yn uwch o ddatblygu dementia na'r boblogaeth gyffredinol. Eto i gyd, nid yw llawer o bobl sydd â pherthynas agos â dementia yn datblygu dementia.

Ac eithrio'r achosion genynnol prin hynny a nodir uchod, nid yw hi'n anochel y bydd rhywun sydd â pherthynas â dementia yn datblygu dementia ei hun.

2

Pryd mae dementia yn cychwyn?

Onid clefyd henaint yw dementia?

Yn draddodiadol, ystyrid dementia yn rhywbeth a oedd yn digwydd i bobl yn hwyrach yn eu bywydau. Yn y ddrama *As You Like It*, mae Shakespeare yn disgrifio cyfnod olaf bywyd fel *sans teeth, sans eyes, sans taste, sans everything*. Er na fydden ni am ddadlau â'r Bardd, cydnabyddir yn gynyddol, er bod symptomau dirywiad gwybyddol ac ymarferol yn digwydd yn hwyrach mewn bywyd fel arfer, bod proses waelodol y clefyd yn dechrau flynyddoedd, os nad degawdau, ynghynt. Nid yw clefyd – er enghraifft, clefyd Alzheimer – yr un fath â dementia. Mae'r clefyd yn digwydd cyn dementia.

Pryd mae'r risg o ddatblygu dementia yn cychwyn?

Yn hytrach na chlefyd sy'n digwydd yn hwyrach mewn bywyd, rhaid deall dementia fel clefyd bywyd cyfan. Mewn geiriau eraill, mae'r risg o ddatblygu dementia yn dechrau cyn eich geni. Gall ffactorau genynnol (wedi'u hetifeddu gan eich rhieni) ddylanwadu ar eich risg o ddatblygu dementia cyn i chi gael eich cenhedlu hyd yn oed, o ran dethol pa wy a gafodd ei ryddhau gan eich mam a pha un o sbermau eich tad ffrwythlonodd yr wy.

Mae'r hyn sy'n digwydd i chi yn y groth yn berthnasol i'ch iechyd wedi hynny hefyd. Mae ein profiad yn y groth (yr 'amgylchedd mewngroth') yn effeithio ar y risg o ddatblygu clefyd coronaidd y galon yn hwyrach mewn bywyd. Mae perthynas debyg â'r ymennydd wedi'i chanfod hefyd. Yn ôl astudiaeth ddiweddar, mae pobl a oedd yn fabanod bach o ran maint wedi perfformio'n waeth mewn profion gwybyddol 70 mlynedd yn ddiweddarach, gyda phopeth arall yn gyfartal. Prin yw'r dystiolaeth mae'n wir sy'n cysylltu nodweddion geni â dementia yn uniongyrchol, ond mae llawer o wyddonwyr yn dechrau gwneud cysylltiad rhwng pwysau geni llai a risg uwch o ddatblygu dementia yn hwyrach mewn bywyd.

Wedi eich geni, bydd eich profiadau yn parhau i ddylanwadu ar eich risg o ddementia yn ddiweddarach. Mae eich profiadau bywyd cynnar yn bwysig.

Pryd mae clefyd Alzheimer yn cychwyn yn yr ymennydd?

Mae datblygiad clefyd Alzheimer - a llawer o glefydau sy'n achosi dementia - yn anweledig i gychwyn, ac ni fydd unrhyw symptomau. Mae'n cychwyn flynyddoedd lawer cyn i unrhyw symptomau ymddangos. Er bod gan rai pobl glefyd yr ymennydd sylweddol, fyddan nhw byth yn mynd ymlaen i ddatblygu symptomau dementia. Nid ydym yn gwybod eto pam mae ymennydd ambell un fel petai'n gallu gwrthsefyll newidiadau clefyd Alzheimer yn well nag eraill, er bod yna sawl damcaniaeth am hyn.

Beth yw cronfa wybyddol?

Mae cronfa wybyddol yn un ddamcaniaeth - sy'n cael ei chysylltu yn aml â'r Athro Yaakov Stern o Brifysgol Columbia yn ninas Efrog Newydd - sy'n esbonio pam mae ymennydd rhai'n gallu gwrthsefyll y newidiadau sy'n gallu arwain at ddementia yn well nag eraill. Mae gan bobl nifer wahanol o gelloedd yr ymennydd - 'cronfa'r ymennydd' yw ein henw ni ar hyn - ac mae ymennydd rhai'n ceisio gwneud iawn am unrhyw niwed i'r ymennydd hefyd. Fel y gwyddom, mae clefyd Alzheimer yn datblygu'n anweledig dros gyfnod o flynyddoedd cyn achosi unrhyw symptomau. O ganlyniad, gallai ymennydd rhai pobl oddef ac addasu i fwy o glefyd cyn i unrhyw symptomau ymddangos. Neu, efallai, pe bai gan ddau berson yr un lefel o glefyd Alzheimer yn eu hymennydd, byddai'r un â'r gronfa wybyddol fwy yn datblygu llai o symptomau neu ddim symptomau o gwbl. Mae rhywun sydd â chronfa wybyddol fwy yn fwy tebygol o gael diagnosis o ddementia pan fydd y clefyd Alzheimer yn ei ymennydd ar gam datblygedig. O'r herwydd, mae'n bosibl y bydd yn dirywio'n gynt yn dilyn diagnosis.

Ond beth sy'n dylanwadu ar y gronfa wybyddol? Fel y gwyddom, mae ffactorau o holl gyfnodau bywyd – hyd yn oed cyn ein geni – yn effeithio arnom ni. Mae'r un peth yn wir am gronfa wybyddol: addysg gynnar, sefyllfa economaidd-gymdeithasol, maeth, salwch, ein galwedigaeth yn hwyrach mewn bywyd, a ffactorau ffordd o fyw fel cymryd rhan mewn gweithgareddau sy'n ysgogi pobl yn wybyddol, ac ymarfer corff aerobig. Yn hytrach na bod yn rhywbeth sefydlog, mae'n ymddangos bod modd i'n cronfa wybyddol addasu yn ystod ein hoes. Mae hon yn neges obeithiol, yn union fel y neges sy'n dweud nad yw byth yn rhy hwyr i feddwl am leihau ein risg o ddementia.

Sut mae'r cof a sgiliau meddwl yn newid wrth i ni heneiddio?

Mae rhai galluoedd, megis cyflymder prosesu ac amser ymateb, yn dirywio wrth i ni heneiddio. Yn 80 oed, nid yw'r rhan fwyaf o bobl yn gallu ymateb mor gyflym ag y bydden nhw yn eu dydd. Bydd geirfa a doethineb yn parhau i gynyddu ac ar eu hanterth i'r rhan fwyaf o bobl, hyd yn oed pan fyddan nhw'n hŷn. Fodd bynnag, nid yw'r cof yn tueddu i ddirywio mewn pobl sy'n heneiddio'n iach. O ganlyniad, mae angen ymchwilio i broblemau'r cof, ond mae'n bwysig cofio nad ydyn nhw'n golygu bod gan rywun ddementia bob tro.

3

Sut galla' i leihau fy risg o ddatblygu dementia?

Oes modd atal dementia?

Nid oes ateb syml i'r cwestiwn hwn. Mae gan hyd yn oed y gair 'atal' ei broblemau. Yn gyntaf, mae'n awgrymu bod pobl sy'n datblygu dementia rywsut wedi methu ag atal eu dementia neu mai nhw sydd ar fai am eu salwch. Yn ail, oherwydd bod y clefyd sy'n arwain at ddementia yn dechrau yng nghanol oes rhywun, nid ydym yn trafod 'atal' dementia, ond am ohirio neu atal symptomau clefyd Alzheimer. Ac yn olaf, mae cyfeirio at 'leihau risg' yn hytrach nag 'atal risg' yn fwy cywir. Er enghraifft, os ydych chi'n rhoi'r gorau i 'smygu neu'n gwella'ch deiet er mwyn peidio â datblygu diabetes, bydd gwneud hyn yn newid eich risg o ddementia hefyd. Yn gryno, gall pawb leihau eu risg o ddementia, ond mae'n amhosibl atal dementia yn llwyr. Allwch chi ddim lleihau'r risg o ddatblygu dementia i sero.

Ydy'r hyn sy'n dda i'r galon yn dda i'r ymennydd?

Mae yna lawer o orgyffwrdd rhwng y ffactorau risg ar gyfer dementia a'r ffactorau risg hysbys ar gyfer clefyd y galon – pwysedd gwaed uchel (gorbwysedd), gordewdra, 'smygu a diabetes. Felly, os ydych chi'n rhoi'r gorau i 'smygu, er enghraifft, bydd hyn yn helpu eich system gardiofasgwlaidd, yn lleihau eich risg o glefyd y galon, ac yn lleihau eich risg o ddatblygu dementia.

Mae dementia fasgwlaidd yn enghraifft amlwg o'r ffaith fod yr hyn sy'n dda i'r galon yn dda i'r pen. Mae'r math hwn o ddementia yn deillio o glefyd cardiofasgwlaidd yn effeithio ar gylchrediad y corff gydol oes, gan arwain at angina, clefyd ischaemia'r galon, a thrawiadau ar y galon. Mae'r broses yn niweidio pibellau gwaed yn yr ymennydd hefyd. Dros amser, gall hyn arwain at strôc (os oes pibell waed fawr yn cael ei blocio), pyliau ischaemig byrhoedlog (strociau bach dros dro), neu ddementia fasgwlaidd.

Ydy alcohol yn achosi dementia?

Mae alcohol yn wenwyn, er yn wenwyn sydd wedi'i ddefnyddio mewn symiau meddyginiaethol mewn llawer o ddiwylliannau ers miloedd o flynyddoedd. Mae alcohol yn gallu bod yn niweidiol i'r ymennydd, ac nid yn unig i bobl sydd â 'phroblem' alcohol.

Y term technegol am fod yn gaeth i rywbeth yw dibyniaeth. O safbwynt alcohol, mae corff person yn dod i arfer ag alcohol, felly mae'n rhaid yfed mwy i gael yr un effaith. Mae'r person yn parhau i yfed yn ormodol er yn cydnabod yr anawsterau y bydd hynny yn eu hachosi. Yna mae'n dechrau cael symptomau diddyfnu – fel ysgwyd yn y bore – gan ei arwain i yfed mwy. Yn ystod y broses hon, mae corff yr unigolyn yn dod yn ddibynnol yn gorfforol ar alcohol.

Mae pobl sy'n defnyddio alcohol yn ormodol – digon i niweidio eu hiechyd – ond sydd ddim yn ddibynnol ar alcohol yn cael eu galw'n 'ddefnyddwyr niweidiol'. Mae canran fawr o'r boblogaeth yn perthyn i'r categori hwn gan eu bod yn yfed mwy na'r hyn sy'n cael ei argymell, sef uchafswm o 14 uned o alcohol bob wythnos, gyda sawl diwrnod heb alcohol.

Fodd bynnag, gall hyd yn oed pobl sy'n yfed swm cyfartalog o alcohol dros gyfnod estynedig ddatblygu problemau gwybyddol, a all droi'n ddementia yn y pen draw. Y canlyniad yw niwed i'r ymennydd sy'n gysylltiedig ag alcohol. Gall rhoi'r gorau i yfed alcohol – gan gofio gwneud hynny'n raddol os ydych chi'n yfed llawer – sefydlogi dirywiad gwybyddol. Er y gallai rhoi'r gorau i yfed alcohol arwain at rywfaint o welliant gwybyddol bychan, unwaith y mae'r ymennydd wedi'i niweidio gan alcohol, nid oes modd dadwneud y niwed yn y bôn.

Mae unigolyn sydd â phroblem alcohol ddifrifol yn amsugno llai o fitaminau a mwynau o'i ddeiet, a allai fod â diffyg gwerth maethol eisoes. Un o effeithiau posibl defnyddio alcohol yn yr hirdymor yw syndrom Wernicke-Korsakoff, sy'n deillio o ddiffyg fitamin B1 (thiamin). Mae'r symptomau yn cynnwys anhawster cerdded (atacsia), dryswch, a newidiadau yn symudiadau'r llygaid (offthalmoplegia). Os nad yw'r syndrom hwn yn cael ei drin, gall arwain at syndrom Korsakoff (nad oes modd ei ddadwneud fel arfer). Gall syndrom Korsakoff arwain at amnesia a methu â dysgu atgofion newydd yn benodol. Gall y syndrom hwn hefyd arwain at bobl yn creu ffug atgofion, sy'n golygu y byddan nhw efallai'n creu straeon neu esboniadau i lenwi bylchau yn eu cof, a hynny'n rhwydd (ond heb wneud hynny'n fwriadol).

Os ydych chi'n poeni am faint o alcohol rydych chi'n ei yfed, mynnwch air â'ch meddyg cyn gwneud unrhyw newidiadau eich hun. Gall rhoi'r gorau i yfed alcohol yn sydyn fod yn beryglus. Os ydych chi eisiau gwybod mwy, mae adnoddau ar-lein defnyddiol ar gael, fel www.drinkaware.co.uk.

Ydy anafiadau i'r pen yn gysylltiedig â dementia?

Mae yna ddiddordeb mawr yn y cysylltiad posibl rhwng anafiadau ysgafn i'r pen ('cyfergydion') ym myd y campau – fel pêl-droed, rygbi, neu baffio – a dementia. Mae'n annhebygol y bydd anafiadau i'r pen o'r fath yn dda i'ch ymennydd. Fodd bynnag, i'r rhan fwyaf o bobl, nid yw cyfergydion (hyd yn oed cyfergydion rheolaidd) yn debygol o fod yr unig achos posibl dros ddatblygu dementia, ac nid yw hi'n wir y bydd pawb sydd wedi chwarae pêl-droed a rygbi yn datblygu dementia.

Beth am golli clyw?

Mae colli clyw yn gyffredin, yn enwedig wrth i ni heneiddio. Mae colli clyw yng nghanol oed yn gysylltiedig â mwy o risg o ddatblygu dementia, ond mae'r cysylltiad yn aneglur. Fodd bynnag, gall defnyddio cymorth clyw ar gyfer anawsterau clyw wella cyfathrebu, gall helpu i hyrwyddo ymgysylltiad cymdeithasol, a lleihau'r risg o ddeliriwm.

Ydy hi'n rhy hwyr i leihau fy risg o ddementia?

Pan fydd Tom yn gweld rhywun yn ei glinig sy'n 'smygu, bydd yn dweud wrtho'n frwd nad yw hi byth yn rhy hwyr i roi'r gorau i 'smygu. Dyma'r penderfyniad iachaf y gall rhywun ei wneud bob tro.

Nid yw'r sefyllfa gyda ffactorau risg eraill mor glir. Mae Ffigur 3.1 yn dangos y prif ffactorau risg ar gyfer dementia. Mae'n dangos, dros oes unigolyn, bod ffactorau risg (neu amddiffynnol) gwahanol yn cael effaith ar adegau gwahanol. Mae'r rhan fwyaf o bobl yn cwblhau'r rhan fwyaf o'u haddysg yn gymharol gynnar mewn bywyd, yn yr ysgol ac, o bosibl, mewn coleg neu brifysgol. Felly, erbyn canol oed, mae'n rhy hwyr i newid faint o amser y gwnaethoch ei dreulio yn yr ysgol yn blentyn. Fodd bynnag, mae'n bwysig bod eich gwaith a'ch diddordebau yn parhau i'ch ysgogi'n ddeallusol.

Mae'r ymennydd yn fwy sensitif i effeithiau pwysedd gwaed uchel yng nghanol oed nag ar adegau eraill. Gallai hyn esbonio pam mae pwysedd gwaed uchel a gordewdra fel petaen nhw'n cael yr effaith fwyaf ar y risg o ddementia yn ystod canol oed. Mae cadw eich pwysedd gwaed o dan reolaeth yn hwyrach mewn bywyd yn cael effeithiau iechyd buddiol heb effeithio'n benodol ar eich risg o ddementia.

Sut galla' i leihau fy risg o ddatblygu dementia?

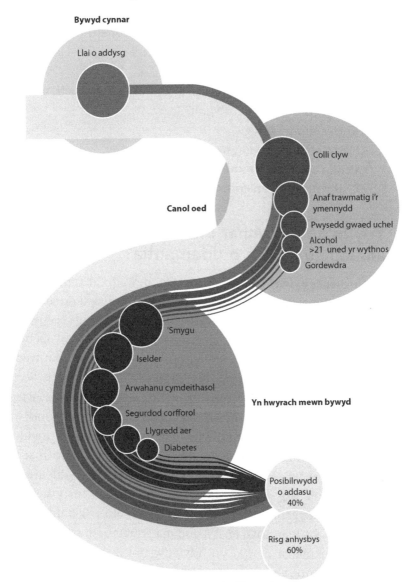

Bywyd cynnar

Llai o addysg

Colli clyw

Anaf trawmatig i'r ymennydd

Pwysedd gwaed uchel

Alcohol >21 uned yr wythnos

Gordewdra

Canol oed

'Smygu

Iselder

Arwahanu cymdeithasol

Segurdod corfforol

Llygredd aer

Diabetes

Yn hwyrach mewn bywyd

Posibilrwydd o addasu 40%

Risg anhysbys 60%

Ffigur 3.1 Ffactorau risg ar gyfer dementia ar hyd bywyd

Mae maint y cylchoedd wrth ymyl pob ffactor risg yn dangos pwysigrwydd cymharol pob un.

Addaswyd gyda chaniatâd G. Livingston et al. (2020), Dementia prevention, intervention, and care: 2020 report of the Lancet Commission, *Lancet* 396: T413–46. https://doi.org/10.1016/S0140-6736(20)30367-6

Mae newid eich ffordd o fyw yn debygol o fod o fudd i'ch iechyd cyffredinol, hyd yn oed os na fydd yn effeithio ar eich risg o ddementia bob tro:

- Cynnal pwysau iach.
- Osgoi datblygu diabetes (neu ei gadw o dan reolaeth os ydych chi wedi'i ddatblygu).
- Rhoi'r gorau i smygu.
- Cadw eich pwysedd gwaed o dan reolaeth.
- Peidio ag yfed gormod o alcohol.
- Cadw'n egnïol yn gorfforol ac yn gymdeithasol.

Ydy hi'n rhy gynnar i mi ddechrau meddwl am leihau fy risg o ddementia?

Wrth gael ei gyfweld ar y radio un tro, dywedodd Tom: 'Dyw hi byth yn rhy gynnar i feddwl am leihau eich risg o ddementia.' Nododd cydweithiwr a oedd wedi ei glywed fod adeg ei genhedlu yn debygol o fod yn rhy gynnar i feddwl am hyn! Oedd – ond hefyd, nac oedd. Yn amlwg, pan oedd Tom yn wy wedi'i ffrwythloni, nid oedd mewn sefyllfa i wneud unrhyw beth. Serch hynny, roedd rhywfaint o'i risg o ddatblygu dementia eisoes yn bodoli. Fel y gwelsom uchod, mae ffactorau genynnol yn dylanwadu ar ei risg o ddatblygu dementia, ac mae'n etifeddu'r genynnau hyn gan ei rieni. Roedd ei brofiadau yn y groth ac yn gynnar iawn yn ei fywyd wedi effeithio ar ei risg o ddementia hefyd. Mae'r risg o ddementia nid yn unig yn un y gellir ei addasu – mae gennym y pŵer i effeithio ar ein risg o ddatblygu dementia, yn rhannol o leiaf – ond mae'r ffactorau sydd ar waith yn gynnar mewn bywyd yn ddylanwadol iawn. Dylai pob un ohonom annog ein plant, ein nithoedd, ein neiaint a'n hwyrion i gwblhau cymaint o addysg â phosibl!

Beth am y ffactorau risg y gallwn eu newid – amgylchedd a ffordd o fyw?

Mae llygredd aer wedi cael llawer iawn o sylw yn ystod y blynyddoedd diwethaf. Erbyn hyn, y gred yw bod dod i gysylltiad â llygredd aer – sy'n deillio o draffig gan amlaf – yn niweidio sawl agwedd ar iechyd pobl, gan gynnwys dementia.

Rydyn ni'n deall y ffyrdd uniongyrchol ac anuniongyrchol y mae llygredd aer yn effeithio ar risg clefyd cardiofasgwlaidd. Er nad oes gennym ddealltwriaeth debyg eto o sut mae llygredd aer yn effeithio ar yr ymennydd, mae'r dystiolaeth yn gryf ac yn argyhoeddi.

Mae yna hyd yn oed dystiolaeth fod gronynnau llygredd aer yn mynd i mewn i'r ymennydd. Yn gyffredinol, mae'r ymennydd yn cael ei amddiffyn yn dda gan y rhwystr gwaed-ymennydd sy'n cadw pethau digroeso allan. Fodd bynnag, mae'r gronynnau hyn wedi llwyddo i basio drwy'r rhwystr hwn i mewn i'r ymennydd. Mae rhagor o wybodaeth am y berthynas rhwng llygredd aer a dementia ar gael yn adroddiad yr Alzheimer's Society, 'Is there a link between air pollution and dementia?'

Mae gweithgarwch corfforol yn bwysig gydol oes, ond yn enwedig yn hwyrach mewn bywyd ar gyfer y risg o ddatblygu dementia. Nid oes angen i chi redeg rasys marathon na chystadlu mewn cystadlaethau triathlon! Mae tua hanner awr o ymarfer corff cymedrol (cerdded, er enghraifft) bob dydd yn ddigon. Os nad ydych chi'n gwneud unrhyw ymarfer corff o gwbl, mae dechrau yn raddol yn newid synhwyrol.

Mae gweithgarwch cymdeithasol hefyd yn effeithio ar y risg o ddementia. Mae'n bwysig ceisio cymdeithasu ac osgoi cael eich ynysu. Mae angen cymuned ar bobl – dyna un peth y gwnaethom ni ei ddysgu yn sgil y pandemig coronafeirws. Mae llawer o bobl yn mynd yn fwy ynysig wrth iddyn nhw heneiddio, wrth i ffrindiau a pherthnasau symud i ffwrdd neu farw. Gallai cymryd camau i gadw mewn cysylltiad a gwneud ffrindiau newydd fod yn hanfodol.

Mae llawer o bobl yn holi am effeithiolrwydd gweithgareddau hyfforddi'r ymennydd, croeseiriau, a phosau eraill. 'Does dim byd o'i le ar y gweithgareddau hyn, ond er y byddwch chi'n gwella'ch gallu i wneud posau a chroeseiriau o bosibl, nid oes tystiolaeth i awgrymu eu bod yn gwneud llawer i wella eich sgiliau gwybyddol eraill.

Beth am ffactorau risg na allwn eu newid: ffactorau genynnol, er enghraifft?

Mae pobl sydd wedi etifeddu un copi neu fwy o enyn penodol gan eu rhieni â risg fwy o ddatblygu dementia na phobl eraill. Fodd bynnag, erbyn heddiw, nid yw'r pwyslais ar briodoli cyflwr penodol i enyn penodol. Yn hytrach, mae'r rhan fwyaf o gyflyrau, gan gynnwys dementia, yn cael eu dylanwadu gan nifer fawr iawn o enynnau, ac mae pob un ohonyn nhw'n cael effeithiau bach iawn ar gynyddu neu leihau eich risg. Mae swm yr effeithiau bach hyn yn rhoi 'sgôr risg polygenig' unigryw i chi, a fydd yn esbonio mwy am eich risg o ddatblygu dementia nag un genyn yn unig. (I gael rhagor o wybodaeth am eneteg fodern a sgoriau risg polygenig, rydyn ni'n argymell *The Gene: An Intimate History gan Siddhartha Mukherjee* [Scribner 2016] a *Blueprint: How DNA Makes Us Who We Are* [Penguin, 2018] gan Robert Plomin.)

Ni allwn newid ein cyfansoddiad genynnol, a phe baech chi'n cymryd rhan mewn astudiaeth ymchwil, fyddech chi ddim yn cael gwybod eich genoteip. Fodd bynnag, erbyn heddiw, gallwch archebu pecyn i roi sampl o'ch poer a'i anfon i ffwrdd er mwyn dadansoddi'ch genoteip. Mae'n rhoi eich sgôr risg polygenig am bob math o bethau – gan gynnwys clefyd Alzheimer, mynegai màs y corff, iselder, ac yn y blaen – yn ogystal â genynnau penodol. Ni fydd yr wybodaeth hon yn caniatáu i chi newid eich genynnau, ond i rai, bydd dysgu am eu risg enynnol o ddatblygu dementia yn eu cymell i leihau eu risg i'r graddau sy'n bosibl yn y meysydd y gallan nhw eu newid – er enghraifft, trwy roi'r gorau i 'smygu, yfed llai o alcohol, neu wneud mwy o ymarfer corff a chymdeithasu mwy.

4

Beth yw'r mathau mwyaf cyffredin o ddementia?

Beth yw dementia Alzheimer?

Clefyd Alzheimer yw'r achos mwyaf cyffredin o ddementia. Fel arfer, bydd rhywun â dementia Alzheimer yn cael anawsterau gyda'i gof, yn enwedig y cof tymor byr. Bydd pobl yn sylwi ei bod hi'n anodd iddyn nhw gofio geiriau neu enwau pobl neu gofio ble maen nhw wedi gadael pethau, a byddan nhw'n ailadrodd cwestiynau neu straeon. Yn aml, bydd y problemau hyn gyda'r cof yn datblygu'n raddol, ac yn fwy amlwg fel arfer i ffrindiau a pherthnasau nag i'r unigolyn ei hun.

Bydd yr anawsterau gyda'r cof yn gwaethygu dros amser, ac, yn y pen draw, bydd sgiliau meddwl eraill yn cael eu heffeithio. Bydd gallu'r unigolyn i gyflawni gweithgareddau bob dydd yn annibynnol yn cael ei effeithio. Yn glinigol, mae diagnosis o ddementia Alzheimer yn cael ei wneud ar ôl ystyried yr holl bosibiliadau eraill; pan na fydd tystiolaeth o unrhyw achos posibl arall. Efallai y bydd y meddyg yn awgrymu defnyddio sgan CT neu MRI i weld a yw'r ymennydd wedi crebachu o gwbl. Mae modd defnyddio sgan PET i nodi clefyd Alzheimer (ond nid dementia Alzheimer), ond nid yw'n cael ei ddefnyddio mewn ymarfer clinigol ar hyn o bryd.

Dros amser, bydd symptomau dementia Alzheimer yn dod yn fwyfwy amlwg, a bydd yr unigolyn yn dibynnu mwy ar bobl eraill am gymorth. Yn y pen draw, gan ddibynnu ar anghenion gofal yr unigolyn a'r cymorth y gall ei ofalwyr ei ddarparu, mae'n bosibl na fydd modd darparu cymorth i'r unigolyn yn ei gartref.

Beth yw dementia fasgwlaidd?

Yr ail achos mwyaf cyffredin o ddementia yw clefyd yn y pibellau gwaed yn yr ymennydd – yr un broses ag sy'n effeithio ar gylchrediad mewn mannau eraill o'r corff sy'n arwain at glefyd cardiofasgwlaidd. Mae'r newidiadau hyn yn arwain at dri newid yn yr ymennydd:

- strociau sy'n achosi symptomau amlwg sydd fwy neu lai yn barhaol
- strociau bach 'tawel' nad ydyn nhw'n achosi symptomau amlwg, ond a allai achosi newidiadau mwy cynnil dros amser
- cyfyngu ar yr ocsigen i gelloedd yr ymennydd dros gyfnod estynedig.

Bydd gan bobl â dementia fasgwlaidd symptomau gwybyddol amrywiol, ac mae'n bosibl y byddan nhw'n ymwybodol o'r newidiadau sy'n digwydd iddyn nhw. Gall y profiad hwn beri gofid mawr, ac mae'n brofiad gwahanol i ddementia Alzheimer lle nad yw'r unigolyn yn ymwybodol o'r problemau gyda'i gof o gyfnod cymharol gynnar.

Beth yw dementia cymysg?

Mae clefyd Alzheimer a newidiadau fasgwlaidd yn gyffredin a gallan nhw ddigwydd gyda'i gilydd. Mae'n bosibl y bydd hanes unigolyn ac archwiliadau i'w gyflwr yn dangos tystiolaeth o gyflwr tebyg i Alzheimer, ond bod yna agweddau eraill ar y symptomau yn awgrymu cyflwr dementia fasgwlaidd. Mae'n debyg y byddai claf o'r fath yn cael gwybod bod ganddo ddementia cymysg – hynny yw, syndrom dementia gyda phrosesau Alzheimer a fasgwlaidd gwaelodol yn debygol.

Hynaf fydd yr unigolyn, mwyaf tebygol yw hi y bydd ganddo sawl afiechyd. Yn yr un modd, wrth i rywun heneiddio, bydd ei ymennydd yn cronni cyflyrau. Mae'n debygol y bydd nifer o ffactorau gwahanol yn achosi dementia mewn unigolyn hŷn.

Beth yw dementia gyda chyrff Lewy?

Dementia gyda chyrff Lewy yw'r trydydd achos mwyaf cyffredin o ddementia, ac mae'n effeithio ar o leiaf un o bob 20 o bobl â dementia (ac o bosibl cynifer ag un o bob pump). Mae'r symptomau yn cynnwys:

- gwybyddiaeth newidiol (yn amrywio dros un diwrnod yn hytrach na bod rhywun yn cael dyddiau da a dyddiau drwg)
- rhithwelediaethau gweledol (anifeiliaid neu blant bach yn aml)
- anhwylder ymddygiad cwsg REM (breuddwydion byw a'r corff yn symud wrth gysgu)
- symptomau clefyd Parkinson (symudiadau araf, anystwythder a chryndod).

Yn gyffredinol, mae yna ddiffyg diagnosis o'r math hwn o ddementia oherwydd bod y symptomau'n amrywio, yn newid ac yn esblygu.

Beth yw dementia clefyd Parkinson?

Mae'r un broses yn yr ymennydd yn achosi dementia gyda chyrff Lewy a chlefyd Parkinson, a gall rhywun sydd â chlefyd Parkinson ddatblygu dementia yn ddiweddarach yn ei salwch.

Beth yw'r mathau o ddementia blaenarleisiol?

Mae mathau mwy prin o ddementia sy'n effeithio ar flaen yr ymennydd yn benodol wedi cael eu cydnabod ers blynyddoedd lawer. Er enghraifft, cafodd clefyd Pick ei ddisgrifio am y tro cyntaf gan Dr Arnold Pick (1854–1924), meddyg o Wlad Tsiec, ym 1892. Mae mathau o ddementia blaenarleisiol yn cynnwys dementia sy'n effeithio ar ymddygiad, ac affasia sy'n gwaethygu'n raddol o'r dechrau. Gall y cyflyrau hyn ddechrau cyn y mathau eraill o ddementia, a gall cof yr unigolyn aros yn gymharol dda yn y cyfnodau cynnar.

Yn aml, mae symptomau dementia blaenarleisiol sy'n effeithio ar ymddygiad yn cynnwys newidiadau mewn personoliaeth neu ymddygiad. Gall arwain at unigolyn yn ymddwyn mewn ffordd ddiofal sy'n gwbl groes i'w natur. Mae nodweddion eraill yn cynnwys apathi neu syrthni, arferion mwy diwyro neu ymddygiad defodol, ac weithiau bydd yn well gan yr unigolyn fwydydd melys.

Mae dau fath o affasia sy'n gwaethygu'n raddol o'r dechrau, ac mae'r ddau yn arwain at newidiadau amlwg mewn defnydd o iaith a dealltwriaeth o iaith. Gall unigolyn deimlo'n rhwystredig iawn os na all fynegi ei hun, a gall yr anawsterau cyfathrebu sy'n deillio o hynny achosi heriau sylweddol i'r unigolyn a'i deulu.

Beth yw LATE?

Mae LATE – enseffalopathi TDP-43 limbig yn bennaf sy'n gysylltiedig ag oedran – yn glefyd yr ymennydd a gafodd ei nodi am y tro cyntaf yn 2019. Mae'n achosi symptomau tebyg i glefyd Alzheimer. Gall LATE gydfodoli â chlefyd Alzheimer yn ogystal â chyflyrau eraill. Nid ydym yn deall llawer am y clefyd hwn eto, ac mae'n ein hatgoffa ni pa mor gymhleth yw'r ymennydd a pha mor bell ydyn ni o'i ddeall yn llawn.

5

A oes unrhyw gyflyrau eraill sy'n ymddangos yn debyg i ddementia?

Iselder a gorbryder

Mae Tom yn gweld llawer o bobl yn ei glinig sydd â phroblemau cof, ond heb fod â dementia arnyn nhw. Yn hytrach, mae cyfran dda o'r unigolion hyn yn profi gorbryder a/neu iselder. Math o salwch cyffredin y mae modd ei drin yw iselder, ac yn ôl y gwerslyfrau, mae'n cynnwys o leiaf dau o'r tri symptom canlynol: hwyliau isel, llai o egni, a thuedd i wneud llai.

Fodd bynnag, nid yw'r gwerslyfrau yn iawn bob tro. Fyddai llawer o bobl hŷn y mae Tom wedi'u gweld sydd ag iselder ddim yn disgrifio'u hwyliau'n isel, yn hytrach bydden nhw'n dweud, 'Ond dydw i ddim yn *teimlo'n* isel.' Yn hytrach, byddai dweud eu bod 'wedi cael llond bol' yn ddisgrifiad gwell o'r ffordd maen nhw'n teimlo. Mae nodweddion eraill iselder yn cynnwys llai o allu i fwynhau neu gael boddhad o bethau, teimladau o euogrwydd, cwsg aflonydd, diffyg archwaeth a llai o ddiddordeb mewn rhyw.

Mae rhai mathau o ddementia yn cynnwys symptomau apathi neu flinder, sy'n debyg i symptomau iselder weithiau. Gall nodweddion mwy seicolegol – fel methu â chael pleser o bethau neu deimlo'n euog – helpu i nodi mai iselder yw'r broblem.

Gall rhywun sydd ag iselder brofi anawsterau gyda'r cof hefyd – a bydd yn cael sgôr wael mewn profion gwybyddol – oherwydd ei ddiffyg cymhelliant i wneud ymdrech wybyddol. Yn hytrach na chael yr atebion yn anghywir, yn aml bydd rhywun sydd ag iselder yn rhoi atebion 'Dydw i ddim yn gwybod' dro ar ôl tro yn ystod prawf cof.

Mae gorbryder yn symptom cyffredin arall sy'n mynd law yn llaw ag iselder yn aml. Bydd rhai'n dweud eu bod nhw bob amser wedi poeni am bethau, a heb os, mae rhai'n poeni am bethau yn fwy nag eraill. Fodd bynnag, pan fydd gorbryder yn troi'n broblem go iawn, gall rhywun dreulio'r rhan fwyaf o'i amser yn poeni am ei feddyliau gorbryderus. Yn sgil poeni am bethau'n gyson, mae'n bosibl y bydd rhywun yn anwybyddu'r hyn sy'n digwydd o'i gwmpas ac yn methu â dilyn sgyrsiau neu brosesu gwybodaeth. O ganlyniad, mae'n bosibl na fydd yn gallu cofio'r sgyrsiau na'r wybodaeth nes ymlaen. Er y gall gorbryder ymddangos fel problem gyda'r cof, nid ydyn nhw yr un fath.

Er gwaetha'r hyn y mae llawer o bobl yn ei gredu, mae modd trin gorbryder ac iselder. Eich ymarferydd cyffredinol (meddyg teulu neu feddyg gofal sylfaenol) ddylai drefnu'ch triniaeth neu, os oes angen, arbenigwr fel seiciatrydd. Y prif driniaethau yw therapïau siarad a meddyginiaeth, sy'n gweithio'n dda gyda'i gilydd. Mae therapïau siarad yn cynnwys cwnsela, therapi ymddygiad gwybyddol (CBT), seicotherapi rhyngbersonol (IPT), a seicotherapi seicodynamig/seicoddadansoddol. Gallai therapïau o'r fath gynnwys gweld cwnselydd neu therapydd unwaith yr wythnos (neu'n amlach) i siarad amdanoch chi eich hun a'ch symptomau. Gall mynediad at therapïau siarad amrywio a gall gynnwys ymrwymiad ariannol.

Yn aml, bydd gwrthiselyddion yn cael eu rhoi ar bresgripsiwn i drin iselder a gorbryder. Mae'r rhain yn feddyginiaethau effeithiol iawn ac nid oes fawr o sgileffeithiau fel arfer. Fodd bynnag, fel sy'n wir am dawelyddion fel mathau o benzodiazepine (diazepam a chyffuriau tebyg), ni ddylid eu cymryd heb gael cyngor meddygol.

Mae rhai'n credu bod alcohol yn helpu eu gorbryder. Fodd bynnag, gall dibynnu ar alcohol achosi problemau iechyd sylweddol ac arwain yn uniongyrchol at broblemau gyda'r cof. Felly, byddem yn eich annog i ofyn am gymorth proffesiynol i drin eich gorbryder yn hytrach na throi at alcohol.

Haint

Pan fydd pobl yn mynd yn sâl – oherwydd bod ganddyn nhw haint, er enghraifft – maen nhw'n ymateb mewn ffordd nodweddiadol. Mae meddygon yn defnyddio'r gair 'deliriwm' i ddisgrifio'r adwaith hwn, sy'n cynnwys symptomau fel dryswch, colli synnwyr o le ac amser, ac weithiau, gall olygu eu bod yn gweld pethau (rhithweledigaethau) neu'n credu pethau (rithdybiau). Gall y profiad hwn achosi gofid mawr i'r unigolyn dan sylw a'i deulu, yn bennaf oherwydd bydd pobl weithiau yn ymddwyn yn rhyfedd iawn neu'n groes i'w natur. Er y gall hyn ddigwydd i bobl o bob oed, mae pobl hŷn yn fwy tebygol o ymateb i salwch trwy ddatblygu deliriwm, a gall gymryd peth amser iddyn nhw wella. Mae symptomau gwybyddol deliriwm yn debyg i ddementia, ond mae'r cyflwr yn datblygu'n gynt fel arfer – dros ddyddiau ac wythnosau yn hytrach na misoedd neu flynyddoedd.

Maeth

Gall diffyg fitaminau – yn enwedig fitaminau B12 a B9 (ffolad) – fod yn gysylltiedig â phroblemau gyda'r cof. Un o'r pethau cyntaf y bydd eich meddyg yn ei awgrymu pan fyddwch chi'n trafod eich cof yw prawf gwaed i wirio'ch lefelau fitaminau (ymhlith pethau eraill). Os yw lefelau un neu fwy o'r fitaminau hyn yn ddiffygiol, bydd eich meddyg yn argymell tabledi a/neu bigiadau i wneud yn iawn am hynny.

Hormonau

Bydd eich meddyg yn trefnu i brofi gweithrediad eich thyroid hefyd. Mae'ch chwarren thyroid yn eich gwddf, a gall orweithredu neu danweithredu. Os yw'n tanweithredu – os oes isthyroidedd arnoch chi – bydd lefel yr hormonau thyroid yn eich corff yn rhy isel. Mae'n bosibl y byddwch chi'n teimlo'n flinedig, yn magu pwysau, yn teimlo'n isel, ac yn cael problemau gyda'ch cof. Gall yr holl symptomau hyn wella os ydych chi'n cymryd tabledi hormonau'r thyroid i normaleiddio'ch lefelau.

Mae newidiadau yn y cof yn un o symptomau'r menopos i lawer o fenywod, ac mae rhywfaint o dystiolaeth yn awgrymu y gall yr hormon oestrogen gael effaith amddiffynnol ar yr ymennydd. Nid yw hi'n gwbl glir eto a yw therapi adfer hormonau (HRT) yn gysylltiedig â llai o risg o ddatblygu dementia. Rhaid ystyried manteision posibl defnyddio HRT yn erbyn y risgiau hysbys.

Sgileffeithiau meddyginiaeth

Pan fydd meddyg yn rhoi presgripsiwn am feddyginiaeth, bydd yn pwyso a mesur y buddion posibl yn erbyn sgileffeithiau neu niwed posibl. Mae Tom yn ceisio cynnwys ei gleifion mewn trafodaethau o'r fath ac, i'r graddau y bo hynny'n bosibl, mae'n gofyn am eu barn ar y penderfyniad. Fodd bynnag, mewn rhai achosion, mae'n bosibl y bydd meddyginiaeth wedi ei rhagnodi amser maith yn ôl ac heb erioed gael ei hadolygu na'i stopio. Mae'n bosibl bod y feddyginiaeth hon yn briodol ar y pryd a'i bod ar yr adeg honno'n annhebygol o achosi unrhyw sgileffeithiau. Fodd bynnag, rai blynyddoedd yn ddiweddarach, mae'n bosibl y bydd y feddyginiaeth wedi dechrau achosi problemau. Mae'r cydbwysedd rhwng buddion a niwed yn newid dros amser a gydag oedran.

Mae llawer o gyffuriau yn cael canlyniadau anfwriadol ar niwrodrosglwyddydd cemegol yn yr ymennydd. Un enghraifft yw'r cyffur solifenacin (enw masnach: Vesicare), sy'n cael ei roi ar bresgripsiwn yn aml i drin cleifion sy'n pasio dŵr yn rhy aml, neu i drin anymataliaeth. Mae angen adolygu pa mor briodol yw rhoi presgripsiwn ar gyfer solifenacin bob tri i chwe mis, ond nid yw hynny bob amser yn digwydd. Nid yw'n anghyffredin i bobl barhau i gymryd y feddyginiaeth hon am flynyddoedd. Dros amser, gall gael effaith niweidiol ar yr ymennydd, gan arwain yn aml at rai problemau gyda'r cof. Rydyn ni wedi gweld rhai pobl yn cael eu trawsnewid wrth stopio'r feddyginiaeth hon, ond nid yw hyn yn wir yn achos pawb, ac mae problemau gyda'r cof yn parhau yn achos rhai. Fodd bynnag, nid oes modd gwybod cyn rhoi cynnig arni. Fel bob amser, rydyn ni'n eich cynghori i beidio â newid unrhyw beth heb drafod y mater gyda'ch meddyg.

Achosion niwrolegol eraill

Achos posibl arall problemau gyda'r cof yw hydroseffalws pwysedd arferol, neu ormod o hylif yn yr ymennydd. Gall sganio'r ymennydd ddangos y cyflwr hwn. Fel arfer mae'n gysylltiedig ag anawsterau cerdded, symptomau wrinol, a phroblemau gyda'r cof. Gall llawdriniaeth helpu weithiau.

6

Sut mae cael diagnosis o ddementia?

A ddylwn i siarad â'm meddyg teulu am fy nghof?

Os ydych chi, aelodau o'ch teulu neu'ch ffrindiau yn poeni am eich cof, byddai'n syniad da cysylltu â'ch meddyg teulu. Serch hynny, peidiwch â neidio i'r casgliad yn syth eich bod chi'n datblygu dementia. Mae dementia yn bosibilrwydd, ond nid dyna'r unig bosibilrwydd.

Gallai asesiad ddangos presenoldeb salwch cynyddol fel dementia neu gyflwr y gellir ei drin/wrthdroi fel sgileffeithiau meddyginiaeth neu iselder a gorbryder.

Gallech gael diagnosis o 'amhariad gwybyddol ysgafn' (anawsterau cymharol fychan gyda'r cof nad ydyn nhw'n ymyrryd â gweithgareddau bob dydd). Gallwch wella o amhariad gwybyddol ysgafn. Gallwch aros heb newid, neu gallai'r cyflwr ddatblygu i fod yn ddementia.

Hyd yn oed os yw'r asesiad yn dod i'r casgliad bod eich cof yn iawn ar hyn o bryd, gall cael mesuriad llinell sylfaen o'ch cof a'ch galluoedd gwybyddol eraill fod yn ddefnyddiol, pe bai pethau'n newid yn y dyfodol.

Pa mor bwysig yw diagnosis cynnar o ddementia?

Mae amseriad diagnosis o ddementia yn reit bwysig. Gall diagnosis 'cynnar' fanteisio'n llawn ar wybodaeth, cymorth a meddyginiaeth ôl-ddiagnostig. Gall eich helpu i barhau'n annibynnol cyhyd â phosibl.

Ar y llaw arall, rhaid i ymgynghorydd fod yn hyderus ei fod yn gwneud y diagnosis cywir. Os oes gan unigolyn broblemau cymharol fychan gyda'r cof, nid yw hi'n hawdd penderfynu bob tro a oes ganddo ddementia cynnar neu amhariad gwybyddol ysgafn. I ryw raddau, mae'r penderfyniad yn seiliedig ar ddisgwyliadau o'r hyn y dylai pobl hŷn allu ei wneud.

Mae llawer o bobl sy'n cael gwybod bod ganddyn nhw amhariad gwybyddol ysgafn yn sylwi bod eu cof yn gwella dros amser. At hynny, os yw meddyginiaeth dementia (atalyddion colinesteras) yn cael ei defnyddio i drin unigolyn sydd ag amhariad gwybyddol ysgafn, ni fydd y feddyginiaeth yn gwneud lles iddo, a bydd yn dioddef llawer o sgileffeithiau, fel cyfog, dolur rhydd, y cyhyrau'n crampio, a hunllefau.

Oherwydd hyn, mae'r ymadrodd 'diagnosis amserol' yn fwyfwy poblogaidd. Mae'n dileu'r awgrym posibl bod diagnosis wedi ei wneud yn rhy gynnar – hynny yw, cyn cael unrhyw sicrwydd bod y diagnosis yn gywir. Defnyddir y term 'diagnosis amserol' yn Natganiad Glasgow Alzheimer Ewrop 2014.

Mae Datganiad Glasgow 2014 (www.alzheimer-europe.org/ policy/ campaign/glasgow-declaration-2014) yn cadarnhau bod gan bawb sy'n byw gyda dementia yr hawl i'r canlynol:

- diagnosis amserol
- mynediad at gymorth ôl-ddiagnostig o ansawdd
- gofal cydgysylltiedig o ansawdd da sy'n canolbwyntio ar yr unigolyn trwy gydol ei salwch
- mynediad teg at driniaethau ac ymyriadau therapiwtig
- parch fel unigolyn yn ei gymuned.

Sut caf i fy atgyfeirio am asesiad cof?

Mae strwythurau gwasanaethau iechyd yn amrywio ledled y byd, ond os ydych chi'n poeni am eich cof, y pwynt cyswllt cyntaf fel arfer fydd eich meddyg teulu. Mewn rhai lleoedd, mae'n bosibl y bydd modd i chi atgyfeirio'ch hun yn uniongyrchol at glinig cof neu arbenigwr (niwrolegydd/geriatregydd/seiciatrydd). Yma, rydyn ni'n disgrifio'r broses sydd ar waith yng Ngwasanaeth Iechyd Gwladol y Deyrnas Unedig, lle mai eich meddyg teulu yw'r pwynt cyswllt cyntaf.

Os ydych chi'n poeni am eich cof, gallwch wneud apwyntiad i weld eich meddyg teulu yn y ffordd arferol. Bydd eich meddyg teulu yn gofyn cwestiynau i chi ac yn cwblhau prawf pensil a phapur byr o'ch cof a'ch sgiliau meddwl eraill. Hefyd, bydd yn trefnu profion gwaed ac, o bosibl, sgan o'r ymennydd.

Os yw eich meddyg teulu yn credu bod angen cynnal mwy o asesiadau, gall wneud atgyfeiriad ar gyfer asesiad cof, i'w gynnal mewn clinig neu yn eich cartref. Yn y Deyrnas Unedig, bydd eich meddyg teulu yn eich atgyfeirio at y gwasanaeth seiciatreg henaint (geriatrig). Mae llawer o bobl yn synnu pan fydd hyn yn digwydd, gan gredu nad ydyn nhw'n hen ac nad oes angen gwasanaeth seiciatreg arnyn nhw. Mewn gwledydd eraill, mae'n bosibl y byddwch yn gweld niwrolegydd neu geriatregydd. Serch hynny, bydd y dull gweithredu yn debyg ni waeth pa fath o feddyg sy'n eich gweld.

Pwy ddylai gael atgyfeiriad am asesiad cof?

Dylai unrhyw un sy'n poeni am ei gof neu sydd wedi sylwi ar newid yn ei gof fynd i weld ei feddyg. Bydd y meddyg yn cynnal rhai profion ac yn nodi a oes unrhyw beth o'i le y gellir ei drin. Hefyd, efallai y bydd yn eich atgyfeirio at wasanaeth arbenigol, sy'n cael ei alw weithiau yn glinig cof, er mwyn cwblhau mwy o asesiadau.

Mae'n bwysig nodi nad yw pawb sy'n cael ei atgyfeirio at glinig cof yn cael diagnosis o ddementia yn y pen draw. Gall clinig nodi a oes dementia ar rywun ai peidio ac, os yw hynny'n briodol, gall ddechrau trin yr hyn sy'n achosi'r problemau gyda'r cof, nad yw'n gysylltiedig â dementia.

Beth os bydd fy mherthynas yn gwrthod gweld meddyg am ei gof?

Yn aml, bydd newidiadau i gof rhywun yn fwy amlwg i eraill nag i'r unigolyn ei hun, yn enwedig mewn achosion o ddementia Alzheimer. Fel perthynas, mae'n bosibl y byddwch chi'n sylwi fod y person yn ailadrodd ei hun, yn gofyn yr un cwestiynau, neu'n drysu apwyntiadau. Serch hynny, pan fyddwch chi'n mynegi eich pryderon, mae'n bosibl y bydd eich perthynas yn gwadu bod unrhyw beth o'i le, a hyd yn oed yn ymddwyn yn reit grac neu'n elyniaethus. O ganlyniad, efallai y bydd bwlch hir rhwng sylwi ar newid yng nghof eich perthynas am y tro cyntaf, a'r apwyntiad cyntaf gyda meddyg.

Fel arfer, ni fydd meddyg yn trafod gofal claf gyda rhywun arall heb ganiatâd (hyd yn oed aelod o'r teulu neu ei berthynas agosaf), ond gall wrando. Gallai fod yn werth chweil i chi gysylltu â meddyg eich perthynas er mwyn rhannu eich pryderon am ei gof. Efallai y bydd cyfle i drafod cof yr unigolyn os yw'n mynd i weld ei feddyg am reswm arall. Os oes angen, gellir ei gyfeirio at glinig cof wedyn.

Wrth gyfarfod â Tom yn y clinig, nid yw'n anarferol i rywun beidio â bod yn ymwybodol o'i broblemau cof. Os daw'n amlwg bod diagnosis o ddementia yn briodol, mae angen gwneud penderfyniad am y ffordd orau o ddweud wrth yr unigolyn. Y peth cywir i'w wneud bron bob amser yw dweud wrth rywun am y diagnosis. Mae'n bosibl y bydd yn anghytuno, ond mae'n bwysig nodi'r hyn sy'n digwydd ac archwilio beth allai helpu. Mae Tom yn synnu bod cynifer yn anghytuno'n gryf â'i ddiagnosis o ddementia, ac eto'n hapus i gymryd meddyginiaeth i helpu eu cof.

Mewn achosion prin iawn, lle bydd rhoi gwybod i rywun beth yw'r diagnosis yn gwneud mwy o niwed nag o les, bydd Tom yn atal rhag dweud wrth y person yn blwmp ac yn blaen. Fodd bynnag, byddai'n cynnig yr un cynllun rheoli a chymorth.

Pam mae'n rhaid i mi wneud cynifer o brofion (gwybyddol)?

Mae gan syndrom dementia ddwy elfen: (1) amhariad gwybyddol cynyddol; (2) yr hyn sy'n effeithio ar weithrediad beunyddiol yr unigolyn. Gofynnir i chi wneud cynifer o brofion gwybyddol er mwyn defnyddio mesur gwrthrychol i gadarnhau'r hyn rydych chi wedi'i ddweud am y newidiadau i'ch cof. Bydd angen profion gwahanol yn dibynnu ar y cyd-destun. Er mwyn sgrinio'r cof yn gyflym – er enghraifft, pan fydd person yn cael ei dderbyn i ysbyty – bydd yna sawl prawf byr yn cael ei gynnal, gan gynnwys y Prawf Meddwl Cryno.

Gall profion sgrinio manylach gadarnhau a oes angen i feddyg yr unigolyn ei atgyfeirio i gael asesiadau pellach o'r cof. Bydd y profion hyn yn cynnwys yr 'Archwiliad Byr o Gyflwr Meddyliol' neu 'Asesiad Gwybyddol Montréal'.

Yn ystod yr asesiad cof, fel arfer gofynnir i chi gwblhau prawf manylach fel 'Archwiliad Gwybyddol Addenbrooke'. Mae'r holl brofion hyn yn debyg iawn ac maen nhw'n canolbwyntio ar sgiliau amrywiol (neu barthau, fel y cof, synnwyr o le ac amser, a galluoedd gweledol-gofodol) yn fwy neu'n llai manwl.

Hefyd, mae'n bosibl y bydd rhai'n cael eu hatgyfeirio at seicolegydd clinigol ar gyfer profion niwroseicolegol. Gall profion o'r fath bara oriau lawer – wedi'u gwasgaru dros sawl apwyntiad fel arfer – ond gallan nhw ddarparu gwybodaeth fanwl am eich cryfderau a'r anawsterau rydych chi'n eu profi. Gall profion niwroseicolegol ddarparu tystiolaeth ychwanegol i lywio penderfyniad ynglŷn ag a yw eich problemau cof yn symptom o ddementia cynnar ai peidio. Gall y broses fod yn arbennig o fuddiol os yw unigolyn yn alluog iawn a'i fod yn debygol o berfformio'n dda wrth gwblhau profion gwybyddol, hyd yn oed os oes ganddo rywfaint o amhariad gwybyddol.

A ddylwn i gael sgan o'r ymennydd?

Mae'r Sefydliad Cenedlaethol dros Ragoriaeth mewn Iechyd a Gofal (NICE) yn y Deyrnas Unedig yn cynghori y dylid cynnig gwasanaeth delweddu strwythur yr ymennydd i bawb (fel arfer, sgan tomograffeg gyfrifiadurol [CT] neu sgan delweddu cyseiniant magnetig [MRI]) yn ystod y broses o asesu'r cof oni bai ei bod yn amlwg bod dementia ar yr unigolyn a bod yr is-fath yn hysbys. Nod y sgan yw nodi unrhyw achosion y mae modd eu gwrthdroi ar gyfer y broblem gyda'r cof, neu helpu i gadarnhau'r is-fath.

Mae sgan CT yn defnyddio pelydrau-X i ddelweddu'r ymennydd a daw'r unigolyn i gysylltiad ag ychydig bach o ymbelydredd. Er bod y sgan yn fach, mae'n cyfateb yn fras i gael 100 o brofion pelydr-X ar y frest, neu'r ymbelydredd cefndirol y bydd pobl yn y Deyrnas Unedig yn dod i gysylltiad ag ef bob blwyddyn. Mae sgan MRI, ar y llaw arall, yn defnyddio magnetau yn hytrach nag ymbelydredd i greu delwedd fanylach o'ch ymennydd.

Mae'n bwysig cofio nad oes modd gwneud diagnosis o ddementia trwy sganio'r ymennydd yn unig. Mae'n well meddwl amdano fel un darn o'r jig-so wrth asesu'r cof.

Beth yw biofarciwr?

Mae'n bosibl y byddwch yn clywed y gair 'biofarciwr' mewn perthynas ag asesiad cof. Mae biofarciwr yn dalfyriad o'r term marciwr biolegol a gall gyfeirio at sganiau o'r ymennydd, profion gwaed penodol, neu bigiad meingefnol. Mae pob un ohonyn nhw'n cael eu defnyddio mewn gwaith ymchwil, ond dim ond sganiau o'r ymennydd sy'n cael eu defnyddio'n rheolaidd mewn ymarfer clinigol.

Beth fydd yn digwydd pan gaf i fy asesu?

Rydyn ni'n gwybod rhai pethau amdanom ni ein hunain nad oes neb arall yn eu gwybod, felly mae'n rhaid i bobl ofyn i ni amdanyn nhw. Fodd bynnag, bydd yna bethau eraill amdanom ni nad ydyn ni'n ymwybodol ohonyn nhw, ond bydd eraill yn gallu sôn am y pethau hyn. A dyna pam, fel arfer, y byddwch yn cael eich gwahodd i ddod â rhywun gyda chi sy'n eich adnabod yn dda ac a fydd yn gallu darparu cofnod cyfatebol.

Gofynnir i chi a'r person sy'n dod gyda chi am ddatblygiad eich problemau cof ac unrhyw anawsterau cysylltiedig. Gofynnir i chi hefyd am eich gweithgareddau bob dydd ac unrhyw anghenion cymorth. Fel arfer, gofynnir nifer o gwestiynau eraill i chi am eich hanes meddygol, eich addysg plentyndod a'ch galwedigaeth, ymhlith pynciau eraill.

Gofynnir i chi hefyd gwblhau asesiad gwybyddol pensil a phapur, a all fod ychydig yn frawychus. Mae rhai pobl yn teimlo eu bod nhw yn ôl yn yr ysgol ac yn poeni y byddan nhw'n methu'r prawf. (Dywedodd Franz Kafka ein bod yn treulio rhan gyntaf ein bywydau yn sefyll profion i fynd i mewn i sefydliadau, a'r rhan olaf yn sefyll profion i gadw allan ohonyn nhw.) Fodd bynnag, nid dyna ddiben y profion. Nod y profion yw darparu tystiolaeth wrthrychol i ategu'r hanes y byddwch chi'n ei ddarparu. Gallan nhw ddangos eich cryfderau a'r anawsterau rydych chi'n eu profi.

Mae'n bosibl y bydd modd casglu digon o wybodaeth mewn un apwyntiad i ddod i gasgliad, neu efallai y bydd eich meddyg yn awgrymu bod angen archwiliadau pellach, fel sgan o'r ymennydd. Weithiau, gall fod yn ddefnyddiol aros am ychydig i sylwi ar unrhyw newidiadau neu i nodi a yw pethau'n parhau'n sefydlog.

Os oes angen, dylai'r meddyg esbonio'ch diagnosis o ddementia yn glir ond yn sensitif a rhoi amser i chi ofyn cwestiynau. Os ydych chi'n cael cynnig meddyginiaeth, dylech gael digon o wybodaeth i'ch helpu i benderfynu a ydych am roi cynnig arni. Dylech gael gwybod pwy yn union fydd yn gyfrifol am eich achos a sut gallwch chi gysylltu ag ef neu hi i ofyn unrhyw gwestiynau neu rannu unrhyw broblemau. Hefyd, mae'n bosibl y byddwch chi eisiau gwybod am y gwaith ymchwil sy'n cael ei wneud yn eich ardal a sut i gymryd rhan.

7

Rydw i wedi cael diagnosis o ddementia

Beth dylwn i ei wneud nesaf?

Mae pob person sy'n cael diagnosis o ddementia yn ymateb yn wahanol. Mae'n bosibl y bydd rhai wedi teimlo'n bryderus am fynychu'r apwyntiad ac yn methu â phrosesu'r wybodaeth. Ar ôl asesiad cynhwysfawr (a blinedig weithiau) bydd eraill efallai yn teimlo rhyddhad eu bod wedi cael diagnosis i esbonio eu hanawsterau. Gallan nhw nawr ddechrau cynllunio er mwyn cael yr ansawdd bywyd gorau o hyn ymlaen.

Rheswm arall dros gael cwmni rhywun rydych chi'n ymddiried ynddo yn yr apwyntiad yw'r ffaith y gall yr unigolyn yma wrando hefyd a'ch cefnogi wrth ofyn cwestiynau.

Mae'n debyg y bydd eich meddyg yn rhoi rhagor o wybodaeth i chi i'w darllen yn eich amser eich hun – am y salwch, y cymorth a'r triniaethau, ac am gyfleoedd ymchwil lleol. Gall y cyfan fod yn llethol, ond nid oes angen i chi ddarllen popeth ar unwaith na mynd i'r afael â phob mater neu broblem bosibl ymlaen llaw. Bydd pob unigolyn yn addasu i realiti'r diagnosis wrth ei bwysau ei hun. Nid oes rhaid i ddementia ddiffinio eich bywyd o hyn ymlaen.

Yn yr Alban, lle mae'r ddau ohonom ni'n gweithio, mae'r Strategaeth Dementia Genedlaethol yn datgan bod gan bawb sy'n cael diagnosis o ddementia yr hawl i flwyddyn o gymorth ôl-ddiagnostig gan weithiwr proffesiynol penodol o leiaf. Mae 'Model Pum Colofn o Gymorth Ôl-Ddiagnostig' Alzheimer Scotland (Ffigur 7.1) yn amlinellu sut mae'r cymorth hwn yn ceisio helpu pobl sydd wedi cael diagnosis o ddementia, a'u

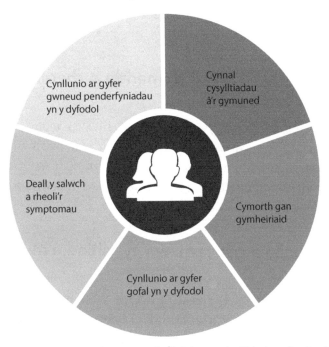

Ffigur 7.1 Model Pum Colofn o Gymorth Ôl-Ddiagnostig Alzheimer Scotland

teuluoedd, i fyw cystal â phosibl a pharatoi ar gyfer y dyfodol. Mae'r dull gweithredu hwn yn gallu gwella'r profiad cychwynnol o fyw gyda dementia a lleihau'r angen am wasanaethau gofal.

Er nad yw'r model hwn yn cael ei ddefnyddio ym mhobman, mae'r egwyddorion yn cael eu harddel yn gyffredinol. Erbyn diwedd y flwyddyn gyntaf, bydd yr unigolyn a'i deulu wedi llunio cynllun personol sy'n ymgorffori ei rwydweithiau cymorth naturiol. Byddan nhw wedi datblygu mecanweithiau cymorth gan gymheiriaid newydd ochr yn ochr â chysylltiadau cymunedol presennol a newydd. Y gobaith yw y byddan nhw mewn gwell sefyllfa i fyw'n annibynnol gyda dementia cyhyd ag y bo modd.

Rhaid i gymorth ôl-ddiagnostig fod yn bersonol ac yn hyblyg, gan ymateb i anghenion unigol. Mae rhai eisiau ymgysylltu ar unwaith, gydag eraill eisiau mwy o amser i ymaddasu i'r diagnosis cyn derbyn cymorth. Mae'n bosibl na fydd eraill eisiau derbyn unrhyw gymorth, byth.

1 Sut galla' i ddeall dementia a rheoli ei symptomau?

Nod y golofn gyntaf yw eich helpu chi a'ch teulu i ddod i delerau â'r diagnosis a dysgu sut i hunanreoli'r cyflwr. Mae'n cynnwys eich teulu a'ch rhwydweithiau cymorth naturiol fel y brif ffynhonnell cymorth, gan gefnu ar fodel hierarchaidd claf-gweithiwr proffesiynol.

2 Sut galla' i gadw mewn cysylltiad â'm cymuned?

Er mwyn gwella eich ansawdd bywyd a chynyddu'r cymorth gewch chi gan y rhai o'ch cwmpas, dylech dderbyn cymorth i gynnal eich rhwydweithiau cymdeithasol presennol, ailgysylltu â nhw, a'u datblygu. Gall hyn helpu i osgoi teimladau o fod yn ynysig a gall leihau'r angen am wasanaethau gofal yn y dyfodol. Mae'r dull gweithredu hwn yn 'galluogi risg' gan eich helpu i gymryd risgiau priodol mewn ffordd ddiogel. Bydd hyn yn eich helpu i barhau i fod yn ddinesydd gweithgar sy'n cymryd rhan mewn gweithgareddau cymunedol prif ffrwd ystyrlon.

3 A fyddai cymorth gan bobl eraill sydd â dementia yn help i mi?

Gall cymorth gan gymheiriaid eich helpu i ddod i delerau â'r salwch, rhoi cynnig ar strategaethau newydd i ymdopi ag adegau caled, gall eich helpu i gynnal eich lles a datblygu gwytnwch. Gall cymorth gan gymheiriaid roi enghreifftiau cadarnhaol i chi o fyw'n dda gyda dementia a'ch annog chi a'ch teulu i bwyso a mesur manteision annibyniaeth yn erbyn y risgiau. Mae siarad yn agored ac yn onest â phobl sy'n wynebu heriau tebyg yn meithrin cysylltiadau, a gall helpu i leihau emosiynau negyddol, fel rhwystredigaeth.

4 A ddylwn i gynllunio ar gyfer gwneud penderfyniadau yn y dyfodol?

Mae'n bwysig gwneud dewisiadau gwybodus am eich dyfodol tra bydd modd i chi wneud hynny. Gallwch drefnu atwrneiaeth, a nodi'n ffurfiol eich dymuniadau am eich cyllid a'ch gofal ac am unrhyw driniaeth yn y dyfodol. Gall deall eich systemau lleol eich helpu i wybod pryd a sut i gael gafael ar gymorth perthnasol gan wasanaethau iechyd a gofal cymdeithasol.

5 Ga' i gynllunio sut olwg fydd ar fy ngofal yn y dyfodol?

Gallech ddatblygu cynllun personol sy'n nodi eich dewisiadau, eich gobeithion a'ch dyheadau ar gyfer y dyfodol. Chi ddylai fod wrth galon y cynllun hwn bob amser, a dylai fod yn ddogfen fyw sy'n seiliedig ar eich cryfderau. Bydd gwneud hyn yn eich helpu i feddwl yn greadigol am y cymorth mae ei angen arnoch a sut gall y bobl o'ch cwmpas fod yn rhan gadarnhaol o'r cymorth hwnnw. Dylai gynnwys cyfres o nodau, camau a chanlyniadau y bydd eich cefnogwyr yn eich helpu i'w gwireddu. Gallwch ddefnyddio'r cyfle hwn i gofnodi hanes eich bywyd hefyd.

8

Sut mae dementia yn cael ei drin?

A oes triniaeth ar gyfer dementia? Oes modd gwrthdroi proses y clefyd?

Mae llawer o bobl yn meddwl mai ychydig iawn y gellir ei wneud i helpu rhywun â dementia. Er mai dim ond llond llaw o driniaethau effeithiol sydd ar gael, gallan nhw wneud gwahaniaeth bach ond amlwg. Mae gwybodaeth a chymorth ôl-ddiagnostig amserol o ansawdd uchel hefyd yn bwysig. Felly, er nad oes modd gwella'r clefyd ar hyn o bryd ac nad oes modd gwrthdroi proses y clefyd, mae cymorth a thriniaeth briodol yn helpu.

Oes meddyginiaethau ar gael i drin dementia? Beth maen nhw'n ei wneud?

Mae'r meddyginiaethau sydd ar gael i drin dementia yn trin y symptomau yn hytrach na 'gwella' y salwch sylfaenol neu newid

Meddyginiaeth	Enw(au) masnach
Atalyddion Colinesteras	
donepezil	Aricept, Adlarity
rivastigmine	Exelon
galantamine	Acumor, Consion, Gaalin, Galsya, Galzemic, Gatalin, Lotprosin, Luventa, Razadyne, Reminyl
Memantine	Axura, Ebixa, Marixino, Namenda, Valios

cwrs y clefyd. Mae dau grŵp o feddyginiaethau ar gael – atalyddion colinesteras a memantine.

Atalyddion Colinesteras

Mae atalyddion colinesteras yn rhoi hwb i effeithiau asetylcolin, un o'r negeswyr cemegol y mae celloedd ein hymennydd yn eu defnyddio i gyfathrebu. Nid yw'r meddyginiaethau hyn yn drawsnewidiol, ond maen nhw o fudd i tua dau o bob tri pherson sy'n eu cymryd. Mae'n bosibl y bydd dirywiad y cof yn arafu neu hyd yn oed yn cael ei atal am ychydig fisoedd. Gall pobl gadw eu galluoedd, parhau i fod yn fwy annibynnol, a byw gartref am gyfnod hwy. Hefyd, mae yna dystiolaeth bod y meddyginiaethau hyn yn cael effeithiau cadarnhaol cynnil yn y tymor hwy. Fel sy'n wir gyda llawer o driniaethau (ar gyfer pwysedd gwaed uchel neu ddiabetes, er enghraifft), mae'n debygol y byddwch yn cael eich cynghori i barhau i gymryd y feddyginiaeth am weddill eich oes.

Memantine

Mae memantine yn gweithio mewn ffordd wahanol i atalyddion colinesteras. Mae'n lleihau cyffroad celloedd yr ymennydd trwy rwystro gweithrediad glwtamad, sy'n negesydd cemegol arall. Mae glwtamad yn un o sawl negesydd cemegol amrywiol ac mae'n cael effaith 'gyffroadol' ar gelloedd yr ymennydd sy'n derbyn ei signalau. Mae memantine yn rhwystro'r effaith hon.

Beth am aducanumab neu lecanemab?

Roedd cyffro byd-eang yn 2021 pan gymeradwyodd Gweinyddiaeth Cyffuriau Ffederal yr Unol Daleithiau aducanumab (Aduhelm) o dan y llwybr cymeradwyo cyflym – llwybr sy'n cael ei ddefnyddio pan fydd ansicrwydd am fuddion cyffur. Cymysg oedd y dystiolaeth am fuddion aducanumab, ac nid yw'r cyffur wedi'i gymeradwyo yng ngweddill y byd.

Ar adeg ysgrifennu'r llyfr hwn, mae yna gyffro tebyg am

ganlyniadau cryno triniaeth newydd bosibl arall, sef lecanemab. Disgwylir adroddiadau ar arbrofion a gynhaliwyd gyda dau gyffur arall – gantenerumab a donanemab – yn y dyfodol agos. Rydyn ni'n obeithiol y bydd triniaeth effeithiol ar gyfer dementia Alzheimer ar gael o bosibl yn y tymor canolig. Ond nid oes unrhyw sicrwydd yn hyn o beth ac nid yw'r canlyniadau llawn wedi'u cyhoeddi eto, felly nid ydym yn gwybod a fydd unrhyw un o'r triniaethau hyn yn cael eu trwyddedu i'w defnyddio yn y pen draw.

A ddylwn i gymryd fitaminau neu atchwanegion?

Mae llawer o bobl yn cymryd lluosfitaminau neu atchwanegion deietegol, ond nid oes unrhyw dystiolaeth bod eu defnydd cyffredinol yn lleihau'r risg o ddementia nac yn arafu cynnydd y cyflwr.

Fodd bynnag, os ydych chi'n ddiffygiol mewn fitaminau penodol, mae'n debygol y bydd eich meddyg yn argymell eich bod yn cymryd fitaminau i gynyddu'ch lefelau. Gall diffyg fitaminau B12 neu B9 (ffolad) achosi problemau gyda'r cof sy'n edrych yn debyg i ddementia cynnar.

Mae gan lawer o bobl ddiffyg fitamin D, sy'n dod o'n deiet a golau'r haul, sy'n ysgogi ein croen i'w gynhyrchu. Mae lefelau'r fitamin yn amrywio gan ddibynnu ar adeg y flwyddyn, ac mae lefelau'r rhan fwyaf o bobl yn is yn y gaeaf. Mae lefelau fitamin D yn aros yn isel am gyfnod hwy, pella'n byd y mae rhywun o'r cyhydedd. Ar ledredau uwch, nid yw'r haul bob amser yn ddigon cryf i ysgogi ein cyrff i gynhyrchu fitamin D. Mae diffyg fitamin D yn gysylltiedig â risg uwch o ddatblygu dementia. Fodd bynnag, nid ydym yn gwybod ar hyn o bryd a yw cael ein fitamin D mewn ffordd amgen (trwy gymryd atchwanegion neu fwyta bwydydd penodol) yn lleihau'r risg.

Pa ymyriadau anfeddygol sydd ar gael?

Mae yna lawer o therapïau ffordd o fyw a gofal sy'n gallu helpu pobl â dementia. Maen nhw'n cael eu defnyddio mewn lleoliadau amrywiol ac am resymau gwahanol. Mae'n ymddangos bod rhai dulliau gweithredu yn gweithio yn y gymuned ond nid mewn cartrefi gofal. Mae'n ymddangos bod rhai yn llwyddo i wella ansawdd bywyd ond nid symptomau megis cynnwrf. Mae'n werth rhoi cynnig ar amrywiaeth o ddulliau gwahanol er mwyn gweld beth sy'n gweithio orau i'r unigolyn dan sylw. Yn anffodus, nid yw'r holl therapïau ar gael ym mhobman.

Y dull gweithredu mwyaf cyffredin ar gyfer pobl â dementia yw gofal sy'n canolbwyntio ar yr unigolyn. Fel rhan o'r dull gweithredu hwn, dealltwriaeth fanwl o'r unigolyn, yr hyn sy'n bwysig iddo, a'r profiadau y mae wedi'u cael gydol ei oes ddylai lywio pob dewis o ran ymyrraeth a thriniaeth.

Mae dulliau eraill sy'n cael eu defnyddio ar gyfer pobl â dementia yn cynnwys therapi ymddygiadol, synnwyr o le ac amser, therapi dilysu, therapi hel atgofion, therapi gofalwr teulu seiliedig ar strategaeth ymdopi, therapi celf, therapïau gweithgarwch (gan gynnwys dawns, symud, drama, ac ati), therapïau cyflenwol fel aromatherapi, therapi golau, a dulliau amlsynhwyraidd (megis amgylcheddau amlsynhwyraidd Snoezelen).

Beth yw therapi ysgogiad gwybyddol?

Mae Sefydliad Cenedlaethol dros Ragoriaeth mewn Iechyd a Gofal (NICE) y Deyrnas Unedig yn argymell therapi ysgogiad gwybyddol (CST) ar gyfer pobl sydd â dementia ysgafn i gymedrol. Yn hytrach na chanolbwyntio ar wybyddiaeth, mae'r unigolyn sydd â dementia yn rhoi sylw i'r nodau ymarferol sy'n bwysig iddo. Mae CST yn canolbwyntio ar gryfderau'r unigolyn ac yn ceisio gwneud iawn am unrhyw feysydd sy'n peri anhawster i'w helpu i gyflawni'r nodau hyn.

Ydy cerddoriaeth yn ddefnyddiol?

Mae cerddoriaeth yn rhan hanfodol o fywyd llawer o bobl. Er bod pobl yn hoffi arddulliau cerddorol gwahanol – o siant Uniongred i gerdd dant, i'r gân sydd ar frig y siartiau – mae cerddoriaeth yn gysylltiedig ag atgofion pwysig i lawer o bobl. Hefyd, rydyn ni'n gwybod bod cerddoriaeth yn gysylltiedig â sawl rhan o'r ymennydd ac nad yw newidiadau sy'n gysylltiedig â dementia yn cael effaith fawr ar gofio cerddoriaeth. Hyd yn oed os bydd gan rywun ddementia datblygedig, gall adnabod cerddoriaeth a chael ei effeithio ganddi. Mae therapi cerddoriaeth yn driniaeth arbenigol y mae modd ei ddarparu i grŵp o bobl neu unigolion, a gall fod yn fuddiol iawn i bobl â dementia.

Mae modd defnyddio cerddoriaeth mewn ffyrdd llai arbenigol hefyd. Mae sawl sefydliad – gan gynnwys Playlist for Life, Music and Memory, a Music for My Mind – yn argymell defnyddio cerddoriaeth sydd ag ystyr benodol i unigolion er mwyn trin eu dementia. Mae hyn yn cynnwys cerddoriaeth sy'n gysylltiedig ag atgofion penodol a straeon personol: y ddawns gyntaf yn eich priodas, y gerddoriaeth roeddech chi bob amser yn ei chwarae wrth yrru i gefn gwlad ar eich gwyliau, cerddoriaeth rhaglen deledu *Cân i Gymru* ...!

Mae llawer o ofalwyr ac aelodau o deuluoedd yn sylwi bod pobl â dementia yn adnabod darnau penodol o gerddoriaeth a bod hynny'n arwain at gyfnodau byr o drawsnewidiad. Gall cerddoriaeth greu ymdeimlad o gysylltiad sydd wedi bod ar goll. Mae gwefannau Playlist for Life a'r sefydliadau eraill a nodwyd uchod yn cynnwys llawer o straeon a fideos teimladwy sy'n dangos pwysigrwydd enfawr cerddoriaeth i rywun â dementia.

9

A ddylwn i gymryd rhan mewn gwaith ymchwil?

Beth yw gwaith ymchwil?

Mae'r gair 'ymchwil' yn gallu gelyniaethu pobl yn aml, gan roi'r argraff mai dim ond pobl arbennig sy'n ymgymryd â gwaith ymchwil. Fodd bynnag, mae cyfraniad pwysig pobl sydd â 'phrofiad bywyd' at waith ymchwil yn cael ei gydnabod fwyfwy.

Nid yw'r profiad o gymryd rhan mewn gwaith ymchwil yn gorfod bod yn heriol, yn boenus, nac yn broses hirfaith. Prif ddiben gwaith ymchwil yw ceisio ateb cwestiynau a gwella ein dealltwriaeth o'r byd. Mae dulliau ymchwil yn dibynnu ar y cwestiynau penodol sy'n cael eu gofyn, sy'n penderfynu ar y math o ymchwil sy'n cael ei wneud a'r profiad o gymryd rhan.

Mae yna ddau brif fath o waith ymchwil – ymchwil feintiol ac ymchwil ansoddol. Fodd bynnag, mae llawer o brosiectau yn cynnwys elfennau o'r ddau – ymchwil dulliau cymysg.

- Mae ymchwil feintiol yn ceisio mesur pethau, ac mae'n cynnwys rhifau yn aml. Yn aml, mae'r cwestiynau y mae ymchwil feintiol yn ceisio eu hateb yn dechrau gyda'r geiriau 'faint', 'i ba raddau' neu 'pa mor aml' – er enghraifft: *Faint o bobl â diabetes sy'n datblygu dementia? I ba raddau y mae bod ag amrywiad genynnol penodol yn cynyddu eich risg o ddementia? Pa mor aml yn ystod apwyntiad clinig cof y mae meddygon yn gofyn i'w cleifion a oes ganddyn nhw unrhyw gwestiynau?*
- Ar y llaw arall, mae ymchwil ansoddol yn ceisio deall pethau ac mae'n cynnwys cyfweliadau neu grwpiau ffocws fel arfer. Weithiau mae'r dull hwn yn gosod cwestiynau ac ysgogiadau, neu bydd ar ffurf sgyrsiau syml. Gallai ymchwilwyr ansoddol

fod â diddordeb yn y canlynol: *Sut deimlad oedd cael diagnosis o ddementia? Beth sy'n gwneud i chi deimlo'n fwy rhydd pan fydd gennych chi ddementia?*

Mae'r ddau fath o ymchwil – meintiol ac ansoddol – yn ategu ei gilydd, ac nid yw'r naill yn well na'r llall. Mae'r dull rydych chi'n ei ddefnyddio yn dibynnu ar y cwestiwn rydych chi'n ceisio ei ateb.

Pa fath o waith ymchwil all pobl â dementia gymryd rhan ynddo?

Holiadur neu gyfweliad yw'r math mwyaf syml o waith ymchwil i gymryd rhan ynddo. Bydd ymchwilydd sydd â diddordeb mewn rhyw agwedd ar eich profiad yn gofyn cwestiynau neu'n cael sgwrs gyda chi. Weithiau mae'n bosibl y bydd yr ymchwilwyr yn gofyn i chi gymryd rhan mewn grŵp ffocws, sef cyfweliad gyda nifer o bobl ar yr un pryd. Gall y cyfweliadau neu'r grwpiau ffocws hyn gael eu cynnal unwaith yn unig, neu efallai y bydd cyfres ohonyn nhw.

Mae astudiaeth garfan, sy'n dilyn grŵp o bobl dros amser i ganfod sut mae pethau'n newid iddyn nhw, yn fath arall o ymchwil. Fel arfer, mae cyfranogwyr yn rhannu nodwedd gyffredin: maen nhw wedi cael eu geni yn yr un flwyddyn neu maen nhw'n byw yn yr un ardal, er enghraifft. Mae'r rhan fwyaf o'r astudiaethau hyn yn rhai arsylwadol. Bydd yr ymchwilwyr yn gofyn cwestiynau i chi ac yn cymryd mesuriadau corfforol, gan gynnwys profion gwaed a sganiau o bosibl, ond fyddan nhw ddim yn rhoi triniaeth i chi. Eu nod yw gweld sut mae pethau'n newid dros amser ac, yn aml, a oes unrhyw beth penodol amdanoch chi all rhagweld beth allai ddigwydd i chi yn y dyfodol.

Weithiau, mae astudiaethau arsylwadol yn rhai trawstoriadol, sy'n golygu eu bod yn gweld pobl ar un adeg yn unig. Maen nhw'n amrywio o astudiaethau sy'n ymwneud â mesuriadau ac ymchwiliadau gwahanol, i astudiaethau sy'n canolbwyntio ar un peth yn unig.

Dewis arall sydd ar gael i bobl â dementia yw gwneud adduned i roi meinwe eu hymennydd i faes ymchwil ar ôl iddyn nhw farw. Yn y Deyrnas Unedig, gallwch gofrestru gyda Brains for Dementia Research (yng Nghymru a Lloegr) neu Alzheimer Scotland Dementia Brain Tissue Bank sy'n cael ei gynnal gan Brifysgol Caeredin (yn yr Alban).

Math arall o waith ymchwil yw arbrawf clinigol ar gyfer triniaeth neu ymyrraeth newydd, y gellid ei roi ar ffurf tabled, arllwysiad trwy ddiferwr, neu fath arall o driniaeth. Mae'n bosibl y bydd angen gwneud ymrwymiad hirdymor (dwy neu dair blynedd yn aml) i gymryd rhan mewn arbrawf clinigol a mynd i'r ysbyty'n rheolaidd ar gyfer asesiadau gwybyddol, archwiliadau corfforol, a phrofion gwaed, ac, weithiau, i dderbyn y driniaeth sy'n cael ei hastudio.

Mae'r rhan fwyaf o arbrofion clinigol yn cael eu rheoli gan blasebo, sy'n golygu bod y driniaeth weithredol yn cael ei chymharu â philsen siwgr anweithredol. Byddech yn cael eich dewis ar hap i dderbyn y driniaeth neu'r plasebo, ac ni fyddai unrhyw un yn y tîm ymchwil yn gwybod beth gawsoch chi tan ddiwedd yr arbrawf. Mewn geiriau eraill, gallech chi fod yn cymryd rhan yn yr arbrawf heb gael y driniaeth. Fodd bynnag, mae hyn yn hanfodol er mwyn gweld a yw'r driniaeth yn gweithio.

Mae rhai arbrofion yn astudio triniaethau newydd sbon nad ydyn ni'n gwybod llawer amdanyn nhw, ac mae eraill yn astudio triniaethau sydd eisoes wedi'u trwyddedu ac sy'n cael eu defnyddio i drin cyflyrau eraill a allai gael effaith ar ddementia. Yn yr achos olaf hwn, rydyn ni'n gwybod llawer mwy am y driniaeth a'i diogelwch, ond rydyn ni'n gwybod llai am driniaethau newydd, felly mae'r risgiau ychydig yn fwy.

A ddylwn i boeni am gymryd rhan mewn gwaith ymchwil?

Mae'n rhaid i unrhyw waith ymchwil sy'n cael ei gynnal gan gorff ag enw da, fel prifysgol neu system gofal iechyd (e.e. y GIG yn y

Deyrnas Unedig), gydymffurfio â rheolau a rheoliadau er mwyn sicrhau bod y broses yn ddiogel ac yn foesegol. Rhaid i bwyllgor moeseg annibynnol gymeradwyo gwaith ymchwil o bob math.

Dylai'r tîm ymchwil roi'r wybodaeth a'r amser mae eu hangen arnoch i wneud penderfyniad gwybodus ynglŷn ag a ydych chi am gymryd rhan yn y gwaith ymchwil ai peidio. Ddylech chi fyth deimlo dan bwysau i gymryd rhan, ac, yn bwysig, hyd yn oed os ydych chi'n penderfynu cymryd rhan mewn astudiaeth, mae gennych chi hawl i dynnu'n ôl ar unrhyw adeg. Nid oes angen i chi roi rheswm.

Os oes gennych chi bryderon am sut mae'r gwaith ymchwil rydych chi'n cymryd rhan ynddo yn cael ei gynnal, mae nifer o opsiynau ar gael i chi:

- Gallwch siarad â'r tîm ymchwil, neu os yw'r arbrawf yn un mawr ar lefel ryngwladol, gallwch siarad â'r sefydliad sy'n gyfrifol am yr astudiaeth.
- Wrth gydsynio i gymryd rhan, byddwch yn derbyn enw unigolyn annibynnol i gysylltu ag ef neu hi os oes gennych chi unrhyw bryderon.
- Yn y GIG, mae'r weithdrefn gwyno arferol ar waith, sydd hefyd yn berthnasol i waith ymchwil sy'n cael ei gynnal gan y GIG.
- Mae gwaith ymchwil sy'n cael ei gynnal gan sefydliadau ymchwil er elw yn gorfod bodloni'r un gofynion moesegol â gwaith ymchwil sy'n cael ei gynnal yn y GIG (neu leoliadau gofal iechyd eraill). Er bod yn rhaid iddyn nhw gydymffurfio â safonau rhyngwladol Ymarfer Clinigol Da, mae eu gweithdrefnau llywodraethu yn wahanol i weithdrefnau ymchwilwyr y GIG.
- Yn olaf, gallwch wneud cwyn benodol am unrhyw ymarferydd neu ymchwilydd y teimlwch nad yw'n ymarfer mewn ffordd briodol. Er enghraifft, gallwch gwyno am feddyg i'r Cyngor Meddygol Cyffredinol yn y Deyrnas Unedig, sy'n cofrestru ac yn trwyddedu pob meddyg.

Sut mae cael gwybod am unrhyw waith ymchwil sy'n cael ei gynnal?

Dylai eich nyrs neu'ch meddyg (yr arbenigwyr neu'ch meddyg teulu) allu dweud wrthych am waith ymchwil sy'n cael ei gynnal yn lleol. Efallai y bydd ganddyn nhw daflenni neu bosteri yn eu hystafelloedd aros yn ymwneud â gwaith ymchwil. Gall elusennau dementia – mae rhestr ar gael yng nghefn y llyfr – hefyd roi gwybod i chi am waith ymchwil sydd ar y gweill yn eich ardal.

Mae ymaelodi â chofrestr o bobl sydd â diddordeb mewn gwaith ymchwil yn ffordd arall o gael gwybod am gyfleoedd ymchwil yn eich ardal. Yn y Deyrnas Unedig, gallwch wneud hyn trwy ymrestru â chronfa ddata *Join Dementia Research*. Byddwch yn cael gwybod wedyn am astudiaethau y gallech fod yn gymwys i gymryd rhan ynddyn nhw, a gallwch ddewis derbyn rhagor o wybodaeth gan yr ymchwilwyr. Yn yr Alban, mae gan Neuroprogressive and Dementia Network NHS Research Scotland system Caniatâd i Gysylltu – sy'n ategu *Join Dementia Research* – gan roi cyfle i chi ddewis derbyn rhagor o wybodaeth am gyfleoedd ymchwil. Yma gallwch ganiatáu i ymchwilwyr edrych ar eich cofnodion meddygol i'ch paru â'r astudiaethau ymchwil mwyaf priodol. Gallan nhw nodi a oes gennych chi unrhyw gyflyrau neu a ydych chi'n cymryd unrhyw feddyginiaethau a allai'ch atal rhag cymryd rhan, gan arbed amser a siom o gael gwybod hynny nes ymlaen. Mae'r *Global Alzheimer Platform* – cofrestr arall o waith ymchwil dementia cyfredol – yn ffynhonnell cyfleoedd ymchwil arall, yn enwedig yng Ngogledd America.

A fydd cymryd rhan mewn gwaith ymchwil o fudd i mi?

Weithiau, trwy gymryd rhan mewn arbrawf clinigol, bydd cyfle i chi roi cynnig ar driniaethau newydd. Fodd bynnag, fel arfer bydd gennych chi'r un siawns o gael y plasebo anweithredol â'r driniaeth sy'n cael ei hastudio. Hyd yn oed os byddwch chi'n derbyn y driniaeth weithredol, efallai y bydd yr arbrawf yn dangos nad yw'r driniaeth yn gweithio neu fod y sgileffeithiau yn drech nag unrhyw fudd posibl. Yn yr un modd, er y gallech chi dderbyn costau teithio a rhywfaint o dâl am yr amser rydych chi'n ei dreulio yn cymryd rhan mewn arbrawf, fydd hynny byth yn eich gwneud chi'n berson cyfoethog!

Nid yw'r rhan fwyaf o bobl yn cymryd rhan mewn gwaith ymchwil er mwyn cael budd uniongyrchol iddyn nhw eu hunain, ond yn hytrach er mwyn helpu pobl a fydd yn dod ar eu hôl nhw. Mae anhunanoldeb ei gyfranogwyr ymchwil bob amser yn creu argraff ar Tom. Maen nhw eisiau helpu cenedlaethau'r dyfodol i gael triniaethau gwell, ac maen nhw'n gwybod mai gwaith ymchwil yw'r allwedd i gyflawni hynny.

Sut bydd gwaith ymchwil yn effeithio arna i?

Mae llawer o dystiolaeth yn awgrymu bod canlyniadau clinigol yn well mewn ysbytai sy'n gwneud gwaith ymchwil o gymharu ag ysbytai nad ydyn nhw'n gwneud gwaith ymchwil. Ar lefel bersonol, mae llawer o gyfranogwyr yn gwerthfawrogi eu cysylltiad rheolaidd â'r tîm ymchwil – dros sawl blwyddyn yn aml – ac yn elwa ar yr ysgogiad a'r teimlad o rymuso.

Beth yw anfanteision cymryd rhan mewn gwaith ymchwil?

Ni waeth pa fath o waith ymchwil rydych chi'n dewis cymryd rhan ynddo, bydd angen i chi dreulio rhywfaint o'ch amser yn teithio i apwyntiadau a'u mynychu. Os ydych chi'n cymryd rhan mewn arbrawf clinigol, mae'n debyg y bydd yn rhaid i chi fynychu'r ysbyty am gyfres o apwyntiadau (gyda rhai'n para trwy'r dydd efallai), am sawl blwyddyn o bosibl. Hwyrach y byddwch chi'n cael profion gwaed ac archwiliadau eraill, fel sganiau o'r ymennydd.

Unwaith eto, mewn arbrawf clinigol, gallai'r driniaeth gyffuriau arwain at sgileffeithiau. O dan amgylchiadau arferol, fyddwch chi ddim yn gwybod yn iawn tan ddiwedd yr arbrawf a oeddech chi'n derbyn y driniaeth weithredol neu'r plasebo. Fodd bynnag, os ydych chi'n mynd yn sâl neu os oes argyfwng arall yn codi, mae'n bosibl y bydd gwybodaeth am eich triniaeth yn cael ei datgelu er mwyn i'r tîm meddygol sy'n eich trin gael gwybod pa feddyginiaeth rydych chi wedi bod yn ei derbyn.

Ga' i gymryd rhan mewn gwaith ymchwil i driniaethau newydd?

Cewch yn bendant! Mae llawer o arbrofion clinigol ar gyfer triniaethau cyffuriau newydd yn awyddus i recriwtio pobl â dementia (yn enwedig yn y cyfnodau cynnar) a phobl ag amhariad gwybyddol ysgafn i gymryd rhan mewn arbrofion. Gweler uchod am sut i gael rhagor o wybodaeth am gyfleoedd ymchwil yn eich ardal chi.

Fodd bynnag, mae mwy i driniaeth na meddyginiaeth yn unig; mae astudiaethau ymchwil yn ymchwilio i driniaethau eraill ar gyfer dementia, megis therapïau seicolegol, cerddoriaeth, a modelau gofal gwahanol. Dylai'r mathau hyn o astudiaethau fod ar gael trwy'r un llwybrau â nodwyd uchod.

Ga' i gynorthwyo ymchwilwyr heb gymryd rhan yn y gwaith ymchwil?

Fel y soniwyd uchod, mae ymchwilwyr wedi bod yn euog o gynnal gwaith ymchwil *i* bobl â dementia ac nid *gyda* phobl â dementia. Fodd bynnag, erbyn hyn, mae llawer o grwpiau ymchwil yn sicrhau bod pobl sydd â phrofiad bywyd o ddementia ac aelodau'r cyhoedd sydd â diddordeb yn y cyflwr yn cymryd rhan mhob cam o'u prosiectau. Er enghraifft, gallech chi helpu i lywio cwestiynau ymchwil neu gynllunio astudiaeth ymchwil o'r dechrau'n deg.

Mae rhai prosiectau ymchwil yn cael eu 'cydgynhyrchu' gyda phobl sydd â phrofiad bywyd o ddementia fel cyd-ymchwilwyr ar sail gyfartal â'r ymchwilwyr 'proffesiynol'.

O'n profiad ni, mae hon yn ffordd hwyliog o wneud gwaith ymchwil ac mae'n arwain at wybodaeth a syniadau na fydden nhw erioed wedi dod i'r fei o weithredu yn y ffordd draddodiadol. Er enghraifft, bu Tom yn cymryd rhan mewn prosiect i siarad â phobl â dementia a gafodd ddiagnosis o bell – naill ai dros y ffôn neu drwy alwad fideo – yn ystod cyfyngiadau COVID-19. Buom yn gweithio ar y prosiect hwn gyda grŵp o unigolion hynod ddiddorol â phrofiad bywyd o ddementia. Aethon nhw ati i gydgynhyrchu'r amserlenni cyfweld a ddefnyddiwyd gennym i siarad â phobl, gan ddarllen trawsgrifiadau'r cyfweliadau, nodi themâu ailadroddol, a chynhyrchu ffilmiau animeiddiedig a chyfres o bodlediadau am y prosiect (*Diagnosing Dementia during COVID-19*).

Mae perygl o hyd bod pobl sydd â phrofiad bywyd mewn astudiaethau ymchwil yn cael eu cynnwys er mwyn dweud eu bod yn cael eu cynnwys yn unig, ond mae'n dda gweld bod eu cyfranogiad ystyrlon yn dod yn nodwedd gyffredin bellach. Mae'n parhau i fod yn llawer mwy cyffredin mewn gwaith ymchwil sy'n cael ei wneud mewn prifysgolion o'i gymharu ag arbrofion clinigol masnachol.

Ga' i fod yn ymchwilydd?

Cewch! Os oes gennych chi ddiddordeb, rydyn ni'n eich annog i gysylltu ag ymchwilwyr lleol i gael gwybod sut gallech chi gymryd rhan. Fel y nodwyd uchod, nid yw pawb sy'n cynnal gwaith ymchwil yn cynnwys pobl sydd â phrofiad bywyd yn eu gwaith ymchwil ar hyn o bryd, ond mae digon ohonom ni yn gwneud hynny. Byddem yn ddiolchgar iawn am eich cyfraniad pwysig.

Mae cyfranogwyr ein gwaith ymchwil yn dweud wrthym eu bod yn mwynhau cymryd rhan, ac mae tystiolaeth yn awgrymu bod y broses yn gwneud lles i chi. Dylai pawb roi cynnig arni!

10

Beth yw prif gamau dementia?

Pryd mae rhywun yn cael diagnosis o ddementia?

Mae rhywfaint o ansicrwydd ynglŷn â ble i dynnu'r llinell rhwng dementia a chyflyrau nad ydyn nhw'n seiliedig ar ddementia. Mae llawer o ffactorau yn dylanwadu ar y profion gwybyddol pensil a phapur rydych chi'n eu cwblhau yn ystod asesiad cof, gan gynnwys eich cyrhaeddiad addysgol, a ydych chi'n cwblhau'r profion yn eich iaith gyntaf, ac a ydych chi wedi cwblhau profion tebyg yn ddiweddar ai peidio (mae seicolegwyr yn cyfeirio at hyn fel 'effaith ymarfer').

O ganlyniad, er bod trothwyon yn awgrymu y gallai rhywun sy'n perfformio o dan sgôr benodol fod â dementia, mae'n rhaid ystyried hyn yng nghyd-destun sut mae'n ymgyflwyno yn gyffredinol. Hefyd, fel y gwelwn ni uchod, gall unigolyn fod â chyflyrau eraill yn ogystal ag amhariad gwybyddol, felly mae sut mae rhywun yn cwblhau'r prawf gwybyddol yn bwysig hefyd. Mae'n bosibl y bydd unigolyn ag iselder yn cael sgôr wael ond yn ateb 'Dydw i ddim yn gwybod' yn hytrach na'i fod yn cael yr atebion yn anghywir.

Mae ceisio asesu gweithrediad bob dydd unigolyn hyd yn oed yn fwy cymhleth. Mae'r hyn y dylai rhywun 85 oed allu ei wneud yn seiliedig ar farn heb feini prawf penodol. Bydd gan y clinigydd ei syniadau ei hun am hyn, felly hefyd yr unigolyn sy'n cael ei asesu, a'i berthnasau. Felly, mae diffinio'r adeg pan nad yw rhywun yn gwbl annibynnol yn amhenodol. Gallai dosbarthiad yr un person ar y llinell ddementia fod yn wahanol ar ddiwrnodau gwahanol, gan ddibynnu ar bwy arall y mae'r meddyg wedi ei

> 1. Dim amhariad
> 2. Dirywiad gwybyddol ysgafn iawn
> 3. Dirywiad gwybyddol ysgafn
>
> 4. Dirywiad gwybyddol cymedrol – dementia ysgafn
> 5. Dirywiad gwybyddol cymharol ddifrifol – dementia cymedrol
>   (ni all rhywun sydd wedi cyrraedd y cam hwn fyw heb gymorth)
> 6. Dirywiad gwybyddol difrifol – dementia cymharol ddifrifol
> 7. Dirywiad gwybyddol difrifol iawn – dementia difrifol

Ffigur 10.1 Saith cam dementia Reisberg (mae 1–3 yn gamau cyn-ddementia; mae 4–7 yn gamau dementia)

weld y diwrnod hwnnw ac, efallai, beth a gafodd i'w fwyta amser cinio. Hefyd, mae lefel y cymorth sydd ar gael i'r unigolyn yn berthnasol iawn.

Mae saith cam dementia Dr Barry Reisberg (gweler Ffigur 10.1) yn un dosbarthiad poblogaidd o'r camau gwahanol. Er bod y llinell ddementia/nid dementia rhwng camau 3 a 4, mater o farn i raddau helaeth fydd penderfynu a yw'r anhawster mae rhywun yn ei gael gyda gweithgareddau bob dydd yn ddigon i warantu diagnosis o ddementia.

Beth yw amhariad gwybyddol ysgafn (MCI)?

Mae Ffigur 10.2 yn dangos datblygiad clefyd mewn rhywun sy'n datblygu dementia. Mae amhariad gwybyddol ysgafn (MCI) yn disgrifio pobl sydd â rhai newidiadau yn eu cof ond nad oes ganddyn nhw unrhyw anawsterau sylweddol wrth gyflawni gweithgareddau o ddydd i ddydd. Fodd bynnag, mater o farn yw'r hyn sy'n gyfystyr ag 'anawsterau sylweddol'. Am y rheswm hwn, rydyn ni'n credu mai disgrifiad yw amhariad gwybyddol ysgafn ac nid diagnosis.

Mae amhariad gwybyddol ysgafn yn gyflwr risg uchel ar gyfer dementia, ond nid yw hi'n glir bob amser pa mor fawr yw'r risg. Gallai tua un o bob naw o bobl sy'n cael eu disgrifio mewn clinig cof fel pobl sydd ag amhariad gwybyddol ysgafn ddatblygu dementia dros y flwyddyn ganlynol, a bydd wyth o bob naw ohonyn nhw naill ai'n aros yn sefydlog neu hyd yn oed yn gwella! Y neges bwysig yw nad yw pawb sydd ag amhariad gwybyddol ysgafn yn mynd ymlaen i ddatblygu dementia.

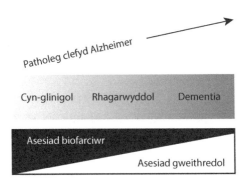

Ffigur 10.2 Y cynnydd trwy glefyd Alzheimer cyn-glinigol a rhagarwyddol i ddementia

Dros amser, mae patholeg clefyd Alzheimer yn cronni trwy'r ymennydd. Bydd unigolyn a fydd yn datblygu dementia Alzheimer yn y pen draw yn mynd trwy gamau clefyd Alzheimer cyn-glinigol a chlefyd Alzheimer rhagarwyddol (neu amhariad gwybyddol ysgafn). Yn gynnar yn y broses, bydd rhaid defnyddio sganiau o'r ymennydd neu bigiad meingefnol (biofarcwyr) i nodi clefyd Alzheimer. Wrth i'r symptomau ddatblygu, mae pwysigrwydd asesu gweithredol yn cynyddu.

Addaswyd gyda chaniatâd C. W. Ritchie et al. (2017) The Edinburgh Consensus: preparing for the advent of disease-modifying therapies for Alzheimer's disease. *Alzheimer's Research & Therapy* 9: 85 https://doi.org/10.1186/ s13195-017-0312-4

Sut mae dementia yn datblygu dros amser?

Ffordd syml o ddisgrifio datblygiad symptomau dementia yw dychmygu set o oleuadau coeden Nadolig, lle mae pob golau yn cynrychioli sgil, swyddogaeth neu gof. Mewn ymennydd iach, bydd pob golau wedi'i oleuo'n llawn. Wrth i ddementia ddechrau, bydd rhai o'r goleuadau hynny'n dechrau neidio. Dros amser, wrth i'r clefyd ddatblygu, bydd yn lledaenu trwy'r ymennydd, a bydd mwy o oleuadau'n neidio, ac yn y pen draw, bydd rhai o'r goleuadau, neu bob un ohonyn nhw, yn diffodd.

Yn dibynnu ar y math o ddementia sydd dan sylw, bydd symptomau gwahanol yn fwy amlwg yn ystod y camau cynnar. Wrth i'r clefyd ddatblygu ac wrth i'r symptomau gronni, mae pob math o ddementia yn dechrau ymdebygu. Er bod modd disgrifio datblygiad nodweddiadol pob math o ddementia, mae profiad pawb o'r clefyd yn unigryw.

Am faint bydda' i fyw ar ôl cael diagnosis o ddementia?

Mae dementia yn gyflwr cynyddol sy'n cyfyngu ar fywyd, sy'n golygu y bydd rhywun sy'n cael diagnosis o unrhyw fath o ddementia yn byw am gyfnod byrrach ar gyfartaledd na rhywun o oedran tebyg heb ddementia.

Mae yna ddwy brif ffordd y bydd dementia yn lleihau disgwyliad oes. Mae'r ffordd gyntaf yn cynnwys cyflyrau cysylltiedig (cydafiachedd), fel diabetes a chlefyd cardiofasgwlaidd. Yr ail yw difrifoldeb y dementia ei hun yn ei gamau mwyaf datblygedig. Mae unigolyn sy'n byw gyda dementia yn ystod cyfnod hwyr y clefyd yn debygol o fod yn fregus a bod â system imiwnedd ataliedig. Hefyd, bydd yn treulio mwy o amser yn y gwely, ac mae'n bosibl y bydd ganddo anawsterau llyncu. Mae'r problemau hyn yn cynyddu'r posibilrwydd o ddatblygu cymhlethdodau meddygol ychwanegol, fel heintiau neu broblemau cardiofasgwlaidd, a dyna fydd 'achos' uniongyrchol y farwolaeth.

Dyma'r disgwyliad oes cyfartalog ar gyfer y prif fathau o ddementia:

- **Dementia Alzheimer.** Tua wyth i ddeng mlynedd, llai yn gyffredinol os yw'r person yn cael diagnosis yn ei wythdegau neu ei nawdegau. I bobl sy'n cael diagnosis pan fyddan nhw'n iau, mae'n bosibl, er yn anghyffredin, i bobl fyw 15–20 mlynedd.
- **Dementia fasgwlaidd.** Tua phum mlynedd. Mae'n llai na dementia Alzheimer oherwydd bod yna bosibilrwydd y bydd yr unigolyn yn cael strôc neu drawiad ar y galon.

- **Dementia gyda chyrff Lewy.** Tua chwe blynedd. Mae rhywun â dementia gyda chyrff Lewy mewn mwy o berygl o gwympo neu gael haint, ac unwaith eto, mae hynny'n lleihau ei ddisgwyliad oes o'i gymharu â dementia Alzheimer.
- **Dementia blaenarleisiol.** Tua chwe i wyth mlynedd.

Fel gydag unrhyw gyflwr, nid oes modd gwybod i sicrwydd faint o amser y bydd person â dementia fyw. Gall gofal a chymorth da a rheoli iechyd cyffredinol yr unigolyn yn effeithiol helpu i sicrhau ansawdd bywyd gwell am gyfnod hwy.

Fydda i'n marw o ddementia neu gyda dementia?

Fel sy'n wir am bob un ohonom ni, gall person â dementia farw o rywbeth arall (trawiad ar y galon, strôc, canser, neu ddamwain) ar unrhyw adeg. Gallai unrhyw un o'r rhain fod yn ddigwyddiad sy'n dod â bywyd y person i ben, neu efallai y bydd yn gwella – ond yn aml nid i'r un lefel ag o'r blaen.

Os bydd dementia unigolyn yn mynd ymlaen i gyrraedd cyfnod datblygedig, bydd yn mynd yn fwyfwy eiddil a bydd angen mwy o ofal arno. Yn ystod cyfnodau olaf bywyd, mae'n bosibl y bydd angen iddo aros yn y gwely a chael gofal nyrsio. Wrth i'r ymennydd ddirywio, bydd yn fwyfwy anodd rheoli gweithredoedd gwahanol y corff. Mae'n bosibl y bydd yr unigolyn yn gwlychu ei hun, yn baeddu ei hun, neu'r ddau.

Yn ystod y cyfnodau hwyr, gall fod yn fwy anodd cydgysylltu'r cyhyrau sydd eu hangen ar gyfer llyncu, ac mae'n bosibl na fydd yr unigolyn yn gallu llyncu'i boer hyd yn oed. Gall newid ansawdd a pha mor drwchus yw bwyd a hylifau mewn ymgynghoriad â therapyddion iaith a lleferydd fod o gymorth. Serch hynny, mae yna berygl mawr y bydd bwyd neu hylifau yn cael eu mewnsugno i'r ysgyfaint (gan fynd i lawr 'y ffordd anghywir'), gan arwain o bosibl at haint ar y frest, a allai fod yn angheuol. Yn wir, mae llawer o bobl sydd â dementia datblygedig yn marw o niwmonia.

Ydy hi'n well ymyrryd bob amser os ydw i'n mynd yn sâl?

Mae'r cwestiwn hwn yn dangos pa mor bwysig trafod a rhag-gynllunio gofal. Gall y broses o gynnwys rhywun â dementia datblygedig yn y trafodaethau hyn fod yn heriol ac, yn ymarferol, mae'r trafodaethau hyn yn cael eu cynnal gydag aelodau'r teulu yn aml iawn. Yma, rydyn ni'n golygu trafod senarios 'beth os?' mewn ffordd sensitif er mwyn ystyried manteision ac anfanteision ymyrryd. Mae senarios posibl yn cynnwys: beth os bydd fy mherthynas yn cwympo ac yn torri asgwrn, yn datblygu niwmonia, neu'n mynd yn ddigon sâl i farw?

Mae angen ystyried manteision unrhyw ymyrraeth ynghyd â'i niwed posibl. I rywun sydd â dementia datblygedig, byddai'r newid mawr a'r gofid posibl o symud i leoliad arall yn un ffactor arwyddocaol fel arfer. O ganlyniad, gall fod yn well canolbwyntio ar reoli symptomau, a sicrhau cysur ac urddas yn hytrach na rhoi triniaeth ffyrnig. Un eithriad i hyn yw pan fydd rhywun yn torri asgwrn. Mewn achos o'r fath, yr unig ddewis effeithiol yw llun pelydr-X a thriniaeth briodol, mewn ysbyty fel arfer.

Os yw rhywun yn datblygu niwmonia, er enghraifft, gallai fod yn briodol trin y cyflwr â gwrthfiotigau drwy'r geg os yw'r unigolyn yn gallu llyncu. Fodd bynnag, efallai na fydd yn briodol defnyddio gwrthfiotigau mewnwythiennol (trwy ddiferwr), yn enwedig os oes angen symud yr unigolyn i leoliad arall i wneud hyn. Yn aml, mae'n well rheoli'r symptomau, sicrhau bod yr unigolyn yn gyfforddus, a'i fod yn cael marw gydag urddas.

Mae modd cael diwedd oes da – er na ellir gwarantu hyn – a gall helpu'r broses alaru i'r rhai sy'n cael eu gadael ar ôl. Mae'r prosiect 'Good Life – Good Death – Good Grief' sy'n cael ei gynnal gan Scottish Partnership for Palliative Care (www.goodlifedeathgrief.org.uk) yn adnodd gwerth chweil.

11

Beth yw symptomau gwybyddol cyffredin dementia?

Mae rhai symptomau yn fwy nodweddiadol o ddementia cynnar neu salwch mwy datblygedig, ond nid oes unrhyw reolau pendant. Efallai y bydd pobl yn cael symptomau sy'n nodweddiadol o gyfnod hwyrach y cyflwr yn gynt, ac fel arall. Fodd bynnag, drwy gydol y salwch, gall symptomau wella neu ddiflannu'n gyfan gwbl, a gall symptomau eraill ddod i'r amlwg.

Pam ydw i'n anghofio pethau ac yn ailadrodd fy hun?

Colli cof tymor byr yw'r symptom y mae'r rhan fwyaf o bobl yn ei gysylltu â dementia, ac yn aml dyma'r rheswm pam maen nhw'n cysylltu â'u meddyg. Gall bywyd bob dydd fod yn heriol i rywun sy'n ei chael hi'n anodd cofio rhifau ffôn neu apwyntiadau, neu gofio a yw wedi bwyta. Gall achosi i rywun deimlo'n ddryslyd, yn bryderus a gwneud iddo golli synnwyr o le ac amser.

Mae cof tymor hir unigolyn yn cael ei ddiogelu'n well, a gall atgofion tymor hir godi eu pen pan fydd atgofion tymor byr yn pylu. Mae atgofion tymor hir yn gasgliad o olygfeydd, synau ac arogleuon sydd wedi'u storio yn yr ymennydd. Gall gwrando ar gân a gafodd ei chwarae yn eich priodas, neu edrych ar lun o wyliau teuluol fynd â chi nôl i'r cyfnod dan sylw. Gall llawer o bobl â dementia gofio digwyddiadau o'u hieuenctid yn fanwl. Felly gall fod yn anodd iddyn nhw wahaniaethu rhwng y gorffennol a'r presennol, gan gredu eu bod mewn cyfnod gwahanol o fywyd.

Os nad yw eich cof cystal ag yr oedd, mae'n bosibl y byddwch yn dibynnu mwy ar eraill. Mae'r blwch testun isod yn amlinellu rhai awgrymiadau ar gyfer sut gallwch chi a'ch gofalwyr addasu i newidiadau yn eich cof ac ymdopi â nhw.

- **Ysgrifennu cyfarwyddiadau byr.** Mae hyd yn oed tasgau syml fel gwneud paned o de yn cynnwys sawl cam: dod o hyd i'r gegin, gwybod beth mae ei angen arnoch ac ym mha drefn, dod o hyd i'r eitemau cywir, yna defnyddio pob un ohonyn nhw'n gywir. Dylech ysgrifennu cyfarwyddiadau byr ar gyfer unrhyw dasgau sy'n cynnwys sawl cam, a gadael yr eitemau mae eu hangen arnoch rywle lle gallwch chi eu gweld.
- **Nodiadau atgoffa.** Ysgrifennwch nodiadau i'ch atgoffa am ddigwyddiadau ac apwyntiadau sydd i ddod, a thasgau untro, ar fwrdd gwyn. Nodwch yr wybodaeth ar gyfer un diwrnod ar y tro yn unig er mwyn lleihau'r posibilrwydd o ddryswch neu bryder. Gallwch osod arwyddion mewn mannau priodol i'ch atgoffa i fynd â'ch allweddi, cloi'r drws wrth fynd allan, a gwneud tasgau rheolaidd eraill. Gallwch ddefnyddio technoleg gynorthwyol – ffôn symudol, llechen, a chynorthwywyr rhithwir – i osod nodiadau atgoffa i gymryd meddyginiaeth, bwyta'n rheolaidd, a mynychu apwyntiadau.
- **Cadw pethau mewn un lle.** Ewch i'r arfer o gadw'r eitemau rydych chi'n eu defnyddio'n rheolaidd, fel allweddi, ffôn, sbectol, a'ch waled neu bwrs, mewn un lle amlwg.
- **Ysgrifennu dyddiadur.** Gall fod yn anodd cofio digwyddiadau a sgyrsiau diweddar. Beth am gofnodi'r hyn y gallwch ei gofio mewn dyddiadur neu gofnod?

Ar gyfer eich gofalwr

Fel gofalwr, efallai y bydd yr awgrymiadau canlynol yn ddefnyddiol i chi:

- **Ailadrodd neu ysgrifennu atebion.** Os yw rhywun â dementia yn gofyn cwestiynau mynych, dylech osgoi dweud wrtho neu wrthi eich bod eisoes wedi ateb y cwestiwn. Os yw'n gofyn, mae'n gwneud hynny oherwydd nad yw'n gallu cofio. Hefyd, gall gofyn cwestiynau fod yn arwydd o'i ddryswch a'i bryder sylfaenol. Yn hytrach, dylech gynnig atebion syml a hawdd eu deall y gallwch eu hailadrodd, a chynnig sicrwydd, fel y bo'n briodol.

- **Mae pensil byr yn well na chof hir.** Hefyd, gallech wneud nodyn o'r ateb er mwyn i'r unigolyn ddod o hyd i'r wybodaeth heb orfod gofyn eto.

Beth yw symptomau gwybyddol cyffredin dementia?

- Rhoi amser i'r person ymateb a defnyddio awgrymiadau. Gall unrhyw bwysau neu straen ychwanegol waethygu'r broblem i'r unigolyn os yw'n methu â dod o hyd i'r gair y mae am ei ddefnyddio. Mae'n bwysig rhoi amser iddo orffen yr hyn y mae eisiau ei ddweud. Os nad ydych chi'n deall yn llawn beth mae'r unigolyn yn ceisio ei ddweud, dylech geisio gwneud synnwyr o'r cyd-destun. Defnyddio awgrymiadau a chiwiau – fel dangos lluniau neu wrthrychau i'r unigolyn neu ddisgrifio'r cyd-destun – er mwyn ei helpu i'ch deall. Er enghraifft, os oes gennych chi ymwelydd ond bod yr unigolyn â dementia wedi anghofio pwy yw'r ymwelydd, gallech ddefnyddio ei enw ac egluro yn gynnil pam ei fod yno.

- Rhoi sicrwydd i'r unigolyn ei fod yn ddiogel. Os yw unigolyn â dementia yn teimlo'n anesmwyth yn ei gartref, mae'n bosibl ei fod wedi colli ei synnwyr o le ac amser a'i fod yn cofio ei gartref neu fan diogel o'r gorffennol. Fel gofalwr, dylech wrando ar ei bryderon, rhoi sicrwydd iddo ei fod yn ddiogel, a cheisio deall ei deimladau. Gall siarad am ei gyn-gartref a'r hyn y mae'n ei olygu iddo fod o gymorth. Mae'n bosibl y bydd hyn yn helpu i nodi'r hyn mae ei angen arno i deimlo'n gartrefol ac yn ddiogel. Os nad yw'r 'cartref' y mae'n cyfeirio ato yn bodoli, mae'n bosibl y bydd yr unigolyn yn teimlo'n ddryslyd, yn bryderus ac yn ansicr yn gyffredinol. Gallech arddangos eitemau a ffotograffau o bobl gyfarwydd, a chadw amgylchedd cartref yr unigolyn yn gynllun cyfarwydd i'w helpu i deimlo'n 'gartrefol'.

- Creu albwm lluniau. Wrth i'r dementia gynyddu, mae'n bosibl na fydd yr unigolyn yn gallu adnabod wynebau cyfarwydd, gan gynnwys ei wyneb ei hun mewn adlewyrchiad neu mewn ffotograffau. Efallai y bydd yn teimlo bod gennych chi ddieithriaid neu dresbaswyr yn eich cartref. Mae'n bosibl na fydd yn adnabod rhywun oherwydd nad yw'n edrych yn debyg i'r person y mae'n ei weld yn ei gof tymor hir. Ni fydd gwraig neu ŵr 80 oed yn edrych yr un fath yn union â'r briodferch neu'r priodfab 20 oed.

- Peidio â chynhyrfu. Bydd eich ymateb naill ai'n dwysáu gofid yr unigolyn neu'n ei helpu i deimlo'n fwy cyfforddus. Gall sŵn eich llais roi sicrwydd i'r unigolyn a'i helpu i ail sefydlu synnwyr o le ac amser. Gallwch greu albwm lluniau i arddangos, mewn trefn gronolegol, ddigwyddiadau cofiadwy o'ch bywyd gyda'ch gilydd. Trwy wneud hyn, gallech helpu'r unigolyn i greu cysylltiadau rhwng y presennol a'r gorffennol. Gallech wisgo dillad neu ddefnyddio persawr neu hylif eillio i sbarduno atgofion a helpu'r unigolyn i'ch adnabod chi.

Pam ydw i'n mynd ar goll o hyd?

Mae'n bosibl bod gennych chi ymdeimlad cryf o ble rydych chi eisiau mynd o hyd – siop, eich hoff gaffi, neu'r siop trin gwallt – ond eich bod yn llai sicr sut i gyrraedd yno. Dros amser, gall cofio hyd yn oed llwybrau cyfarwydd fod yn dipyn o gamp. Gallai unrhyw wyriad neu unrhyw beth sy'n tynnu eich sylw wrth i chi deithio gymhlethu eich taith ymhellach.

Yn aml iawn, bydd gan berson â dementia bwrpas clir mewn golwg wrth wneud yr hyn a ddisgrifir weithiau (mewn ffordd ychydig yn sarhaus) fel 'crwydro'. Rydyn ni'n ceisio dweud 'cerdded gyda diben', sy'n awgrymu eich bod chi'n cerdded am reswm. Er enghraifft, gallech fod yn cerdded er mwyn parhau ag un o'ch arferion presennol, lleddfu diflastod, defnyddio'ch egni neu leddfu poen. Mae'n bosibl na fyddwch chi'n gallu esbonio'ch rhesymau am fynd allan bob tro, neu efallai y byddwch chi'n anghofio. Dylai gofalwyr nodi unrhyw batrwm i'ch ymddygiad, fel mynd allan ar yr un pryd ag yr oeddech chi'n arfer mynd â'r ci am dro, a'ch helpu i aros yn annibynnol ac yn ddiogel. Gallan nhw gerdded gyda chi neu ddefnyddio technoleg gynorthwyol briodol, fel dyfais GPS. Mae llawer o ddyfeisiau yn cynnwys adnodd 'geo-ffensio' (rhybudd sy'n cael ei actifadu os ydych chi'n mynd y tu hwnt i ffin benodol), galwad ddwyffordd, a botwm SOS. Gall eich teulu a'ch gofalwyr ddod o hyd i chi yn gyflym trwy ddefnyddio ffôn clyfar neu gyfrifiadur, gan eich helpu i aros yn annibynnol

Haen arall o ddiogelwch yw bod â cherdyn adnabod yn eich meddiant a rhoi gwybod i eraill yn y gymuned am eich cyflwr. Mae cerdyn syml sy'n cynnwys eich enw, eich manylion meddygol, a rhif cyswllt brys yn ddigonol. Efallai y bydd eich gofalwr, aelod arall o'r teulu, gwirfoddolwr neu rywun sy'n eich cynorthwyo am dâl yn cadw cwmni i chi os ydych chi'n colli'ch ffordd wrth fynd allan ar eich pen eich hun. Gallech chi neu'ch gofalwr roi gwybod i bobl eraill yn y gymuned bod gennych chi ddementia ac y gallech chi fynd ar goll. Yn yr Alban, mae'r ap ffôn clyfar Purple Alert (www. alzscot.org/purplealert) yn hysbysu pobl yn lleol pan fydd rhywun â dementia yn mynd ar goll; gall systemau cyfatebol fod ar gael mewn mannau eraill. Mae Protocol Herbert (www.scotland.police. uk/what-s-happening/missing-persons/the-herbert-protocol/) yn helpu'r heddlu ac asiantaethau eraill i gydweithio mewn sefyllfaoedd o'r fath.

Wrth i'r clefyd gynyddu, gall y risgiau sy'n gysylltiedig â mynd allan heb gwmni fod yn sylweddol. Hyd yn oed os ydych chi'n defnyddio system GPS, gallai mynd allan ar eich pen eich hun ddod â chi i gysylltiad â risgiau ymarferol, fel traffig, pobl eraill, hypothermia neu ddiffyg hylif, a gofid emosiynol. Mae'n annhebygol y bydd risgiau o'r fath yn eich atal rhag 'cerdded gyda diben'. Efallai y byddwch chi'n gadael cartref heb yn wybod i'ch teulu neu'ch gofalwyr, gan fynd â'ch dyfais GPS gyda chi weithiau, ond nid bob tro. Mewn achosion o'r fath, lle mae diogelwch yn hollbwysig, mae'n bosibl y bydd eich gofalwr yn gosod synwyryddion ar y drws a fydd yn rhoi gwybod iddo os ydych chi'n ceisio gadael.

Dylech barhau i gael cymorth i gerdded yn rheolaidd. Os nad yw hynny'n digwydd, gallech deimlo'n gaeth ac yn rhwystredig. Os mai defnyddio'r toiled neu ddod o hyd i rywbeth i'w fwyta, ac nid cerdded, yw eich 'angen' go iawn, gall gofalwyr eich helpu i deimlo'n dawel eich meddwl trwy eich helpu i ddiwallu eich anghenion. Gallech osod arwyddion yn eich cartref i'ch helpu i ddod o hyd i'ch ffordd a chuddliwio allanfeydd. Hefyd, gall gweithgareddau ysgogol leihau'r posibilrwydd o golli synnwyr o le ac amser.

Pam mae'n anodd i mi gynllunio, datrys problemau, a gwneud penderfyniadau?

Gyda'r rhan fwyaf o weithgareddau – o goginio pryd o fwyd i deithio – mae angen sgiliau rhagweld, cynllunio, a'r gallu i ymdopi â'r annisgwyl. Wrth i'ch dementia gynyddu, mae'n bosibl y sylwch chi fod y prosesau o gwblhau tasgau arferol yn annibynnol ac yn ddiogel yn cael eu heffeithio gan newidiadau yn eich lefelau canolbwyntio a'ch anhawster i ddilyn camau niferus, deall syniadau newydd, neu ddatrys problemau.

A fydda i'n dal i allu gwneud penderfyniadau ar ôl cael diagnosis o ddementia?

Gall dementia effeithio ar eich gallu i wneud rhai penderfyniadau, ond nid yw diagnosis o ddementia yn golygu na allwch chi wneud unrhyw benderfyniadau. Hwyrach y bydd dementia yn newid eich crebwyll, ac yn aml gall y newid hwn ddigwydd cyn i chi golli'ch cof fel y symptom amlwg cyntaf. Os oes diffyg ar eich crebwyll, mae'n bosibl y bydd pwyso a mesur y ffactorau gwahanol mae angen eu hystyried cyn gwneud penderfyniad yn fwy anodd i chi. Efallai na fyddwch chi'n gallu gwerthuso a rhagweld canlyniadau posibl eich penderfyniadau. Gall diffyg crebwyll effeithio ar eich iechyd a'ch diogelwch, eich sefyllfa ariannol, eich perthnasoedd cymdeithasol, sut olwg sydd arnoch, a sut rydych chi'n gyrru.

'Galluedd meddyliol' yw'r term cyfreithiol i ddisgrifio a allwch chi wneud penderfyniad penodol ai peidio. Nid yw diagnosis o ddementia yn golygu'n awtomatig nad oes gennych chi nawr alluedd. Yn wir, nid yw galluedd yn ddu a gwyn ac mae'n dibynnu ar y math o benderfyniad dan sylw. Hyd yn oed os nad oes gennych chi alluedd i wneud rhai penderfyniadau, byddwch chi'n gallu gwneud penderfyniadau eraill drosoch chi eich hun.

Gallai hyn ddod yn bwysig iawn pan fydd angen gwneud penderfyniad mawr. Er enghraifft, efallai y bydd angen i chi benderfynu a ddylech chi symud i ofal neu dderbyn triniaethau meddygol.

Yn yr Alban, bernir nad oes gennych chi alluedd cyfreithiol os na allwch chi wneud o leiaf un o'r canlynol: gweithredu, gwneud, cyfleu, deall neu gofio penderfyniadau. Nid oes cyfrifoldeb arnoch i brofi eich galluedd i wneud penderfyniadau, ond efallai y bydd eich meddyg yn siarad â chi er mwyn cadarnhau a oes gennych chi alluedd i wneud penderfyniad penodol.

Yn gyffredinol, dylech dderbyn cymorth i wneud eich penderfyniadau eich hun am gymaint o amser â phosibl, a chyfrannu bob amser at benderfyniadau bob dydd – er enghraifft, beth i'w fwyta a'i wisgo a sut i dreulio'ch amser. Efallai y bydd yn ddefnyddiol cynnig llai o ddewisiadau i chi, neu ddangos gwrthrychau neu luniau i chi er mwyn eich helpu i ddeall y dewisiadau. Wrth wneud hynny, gall y bobl o'ch cwmpas eich cynorthwyo i fod yn annibynnol ac i deimlo eich bod chi'n rheoli eich bywyd. Gall hyn leihau rhywfaint o'r rhwystredigaeth y gallech fod yn ei phrofi os ydych chi'n teimlo nad oes neb yn gwrando arnoch chi a bod rhai penderfyniadau yn cael eu gwneud ar eich rhan.

Pam ydw i'n teimlo na allaf fynegi fy hun weithiau?

Mae dysffasia yn golygu bod unigolyn yn cael anhawster gyda'i iaith neu ei leferydd. Gall dysffasia mewn dementia olygu eich bod yn fwy petrusgar wrth siarad, gan gymryd mwy o amser i ddod o hyd i'r gair cywir cyn siarad. Gallech chi ddefnyddio'r gair anghywir weithiau, gan ddewis gair sy'n dechrau gyda'r un llythyren â'r gair rydych chi'n chwilio amdano, neu efallai y byddwch chi'n disgrifio ystyr y gair. Mae'n bosibl y byddwch chi'n gwybod beth rydych chi eisiau ei ddweud – mae'r geiriau ar 'flaen eich tafod' – ond yn methu eu dweud nhw. Yn aml, efallai y bydd eich dealltwriaeth o'r hyn sy'n cael ei ddweud yn well na'ch gallu i siarad, yn enwedig yng nghamau cynnar dementia. Gyda dysffasia, gall eich gallu i ysgrifennu leihau hefyd.

Gallech chi deimlo embaras a rhwystredigaeth os ydych chi'n methu dod o hyd i'r gair cywir dro ar ôl tro. Wrth i'r broses hon ddod yn fwy amlwg, efallai y byddwch chi'n teimlo fel encilio o sefyllfaoedd lle mae pobl yn gofyn cwestiynau i chi, neu lle mae disgwyl i chi ddilyn a chymryd rhan mewn sgwrs. Gallai'r broblem fod yn waeth mewn amgylchedd prysur – sawl sgwrs yn digwydd ar yr un pryd, sŵn cefndir fel y teledu, neu lawer o bethau yn tynnu eich sylw.

Os yw dysffasia yn effeithio arnoch chi, efallai y gall therapydd iaith a lleferydd eich helpu i gadw eich sgiliau cyfathrebu am gyfnod hwy. Mae'r blwch testun yn amlinellu rhai strategaethau y gallai therapydd iaith a lleferydd eu hawgrymu.

Wrth siarad a chael ein deall, y geiriau rydyn ni'n eu defnyddio yw'r elfen leiaf arwyddocaol o'r broses gyfathrebu yn aml. Gall agweddau dieiriau cyfathrebu – tôn y llais, cyswllt llygaid, ac iaith y corff – fod dipyn yn bwysicach.

I bobl â dementia, gall cyfathrebu dieiriau fod hyd yn oed yn bwysicach. Gall gymryd mwy o amser i wneud synnwyr o'r hyn y mae eich clustiau yn ei glywed ac ymateb mewn ffordd o'ch dewis. Bydd dull siarad ac iaith y corff pobl rydych chi'n ymwneud â nhw yn effeithio ar ba mor dda rydych chi'n eu deall a sut rydych chi'n ymateb iddyn nhw.

- **Amynedd.** Rhowch amser ychwanegol i chi'ch hun wrth siarad. Po fwyaf o bwysau rydych chi'n ei roi ar eich hun i ddod o hyd i'r gair cywir, anodda'n byd fydd hi. Peidiwch â beio eich hun neu deimlo cywilydd os na allwch chi ddod o hyd i'r gair cywir yn syth bin.
- **Disgrifio.** Disgrifiwch sut olwg sydd ar yr eitem neu sut mae'n cael ei defnyddio. Gall y cliwiau hyn helpu'r person rydych chi'n cyfathrebu ag ef i wybod beth sydd gennych chi dan sylw.
- **Cysylltu.** Cyfeiriwch at rywbeth sy'n gysylltiedig â'r hyn rydych chi eisiau sôn amdano. Gallai eich helpu i ddod o hyd i'r geiriau cywir neu gyfleu'r ystyr a oedd gennych mewn golwg.
- **Defnyddio cyfystyron.** Defnyddiwch air sy'n golygu'r un peth neu rywbeth tebyg.
- **Y llythyren gyntaf.** Ewch drwy'r wyddor. Pan ddewch chi at lythyren gyntaf y gair rydych chi'n chwilio amdano, gallai eich helpu i'w ddweud.
- **Actio'r gair.** Defnyddiwch eich dwylo neu'ch corff i actio'r gair rydych chi'n chwilio amdano. Os na allwch chi actio'r gair, efallai y gallwch ei gofio trwy symud eich dwylo neu dapio arwyneb.
- **Tynnu llun.** Gofalwch fod gennych chi feiro a phapur wrth law i fraslunio'r hyn na allwch chi ddod o hyd i'r geiriau ar ei gyfer.
- **Chwilio am y gair.** Weithiau bydd y gair rydych chi'n chwilio amdano yn ysgrifenedig neu wedi'i ddarlunio yn rhywle – mewn papur newydd, cylchgrawn, llyfr, neu ar eich ffôn.
- **Lleihau'r dewisiadau.** Dywedwch wrth y person rydych chi'n cyfathrebu ag ef am y pwnc yn gyffredinol. Gallai hyn helpu'r person i wybod a ydych chi'n siarad am berson, lle, neu beth.
- **Rhowch gynnig arall arni wedyn.** Ceisiwch leihau'r pwysau ar eich hun i ddod o hyd i'r gair cywir yn syth bin. Weithiau byddwch chi'n cofio'r gair nes ymlaen pan fyddwch chi'n brysur yn gwneud rhywbeth arall.

Ar gyfer eich gofalwr: awgrymiadau ar gyfer cyfathrebu

- Defnyddiwch eiriau gyda llai o sillafau.
- Trosglwyddwch un neu ddau ddarn o wybodaeth ar y tro yn unig.
- Siaradwch yn fwy araf.
- Cofiwch oedi er mwyn caniatáu i'r person brosesu'r hyn rydych chi'n ei ddweud.
- Defnyddiwch dôn llais meddal ac ysgafn.
- Cadwch gyswllt llygaid.
- Cadwch iaith y corff yn agored ac yn ddigyffro..

Fel sy'n wir am y rhan fwyaf o symptomau dementia, bydd pa mor anodd fydd hi i chi ddod o hyd i eiriau yn amrywio o ddydd i ddydd ac yn dibynnu ar ffactorau eraill hefyd, fel blinder, dadhydradiad neu boen. Mae amgylchedd tawel a digyffro yn debygol o gynorthwyo cyfathrebu da, effeithiol.

Gall eich gofalwyr (ac eraill) eich helpu i ddeall a chymryd rhan mewn sgwrs trwy ddefnyddio'r hyn maen nhw'n ei wybod amdanoch chi a'u harsylwadau i benderfynu ar y dull cyfathrebu gorau. Er enghraifft, gallan nhw ddefnyddio ciwiau gweledol i'w gwneud hi'n haws deall yr hyn y mae gair yn cyfeirio ato. Efallai y bydd gofyn i chi wisgo eich esgidiau i baratoi i fynd allan yn ymddangos yn syniad synhwyrol nes eich bod yn dychwelyd gyda'r fasged olch. Yn hytrach, bydd pwyntio at yr esgidiau, neu afael ynddyn nhw, wrth ofyn i chi eu gwisgo yn eich helpu i ddeall ac yn cael gwared ar unrhyw letchwithdod neu rwystredigaeth posibl o wneud camsyniad. Yn yr un modd, gallai gofalwyr ddangos ychydig o opsiynau i chi – am beth i'w fwyta, er enghraifft – i'ch helpu i wneud dewis a theimlo bod gennych chi fwy o reolaeth, a'ch bod yn cael eich grymuso a'ch gwerthfawrogi.

Pam mae amser yn fy nrysu i?

Cyfeirir at golli synnwyr o le ac amser fel 'symud amser' neu 'time-shifting' yn Saesneg. Gall symud amser beri gofid, yn enwedig os nad yw'r bobl o'ch cwmpas yn deall pam mae'n digwydd. Mae'n bosibl y byddwch chi wedi drysu ac yn teimlo eich bod yn byw mewn cyfnod gwahanol, ddegawdau ynghynt yn eich bywyd o bosibl. O ganlyniad, efallai y byddwch chi'n sylwi ar wahaniaethau mawr rhwng y cyfnod hwnnw a'r cyfnod presennol. Er enghraifft, efallai y byddwch chi'n meddwl bod eich rhieni sydd wedi marw yn fyw o hyd. Yn yr un modd, efallai nad y tŷ lle rydych chi'n byw ynddo nawr yw'r cartref lle rydych chi'n disgwyl bod.

Mae anawsterau gyda'r cof tymor byr yn golygu y gall atgofion o'ch gorffennol chwarae rôl newydd a dryslyd wrth i chi geisio deall a gwneud synnwyr o'r presennol. Gallan nhw fod yn beryglus hefyd. Er enghraifft, gallai gwneud paned o de mewn cegin fodern fod yn beryglus gan nad yw'r tegell trydan yn gweithio'r un fath â thegell sy'n chwibanu.

Yn ystod cyfnodau cynnar a chanol dementia, mae'n debygol y bydd y symudiadau amser hyn yn fyrhoedlog, gan fynd a dod yn ystod y dydd, yn enwedig os ydych chi wedi blino, yn sychedig, eisiau bwyd, mewn poen, neu'n datblygu haint.

Yn hyn o beth, mae gan symud amser gryn dipyn yn gyffredin â rhithdybiau. Mae'r ddau yn brofiadau uniongyrchol a bydd ymateb effeithiol posibl eich gofalwyr i leihau'r potensial am ofid yn ddigon tebyg. Rydyn ni'n defnyddio'r ymadrodd 'y potensial am ofid' oherwydd nad yw profiadau rhywun o symud amser yn peri gofid bob tro. Mae ail-fyw atgofion hapus yn cynnig bodlonrwydd i rai. Fodd bynnag, nid yw pob atgof yn hapus, ac mae'n bosibl y bydd hyd yn oed yr atgof hapusaf yn peri gofid o'i gyferbynnu â realiti'r presennol.

Pan fydd amser yn symud i chi, bydd dealltwriaeth eich gofalwr o realiti yn wahanol i'ch dealltwriaeth chi. Fel gyda rhithdybiau, gall helpu os yw'ch gofalwr yn 'mynd i mewn' i'ch realiti chi, gan gadarnhau yn hytrach na gwrth-ddweud eich synnwyr o bethau. Hefyd, gall helpu os yw'ch gofalwyr yn parhau'n gadarnhaol ac yn ddigyffro, gan wrando'n astud arnoch chi er mwyn ceisio deall yr atgofion rydych chi'n ymateb iddyn nhw o bosibl. Os ydych wedi'ch ypsetio, dylen nhw gydnabod hynny a'ch helpu i deimlo bod rhywun yn gwrando arnoch chi, gan beidio â diystyru neu anwybyddu eich cwestiwn neu'ch pryderon. Mae'r blwch testun yn ystyried enghraifft gyffredin.

Ar gyfer eich gofalwr

Gadewch i ni edrych ar enghraifft gyffredin o symud amser a sut y gallech chi fel gofalwr ymateb. Os yw person â dementia yn gofyn am gael gweld perthynas sydd wedi marw, gallech ei atgoffa o hynny mewn ffordd sensitif. Fodd bynnag, gallai hyn beri gofid i'r unigolyn oherwydd gallai deimlo fel gwybodaeth newydd iddo. Hefyd, mae'n bosibl y bydd yn anghofio'r ateb ac yn gofyn yr un cwestiwn eto oriau neu hyd yn oed funudau yn ddiweddarach. Gallech naill ai ailadrodd yr ymateb gonest a chreu gofid emosiynol eto, neu ddweud 'celwydd golau' a fydd yn rhoi mwy o gysur i'r unigolyn o bosibl.

Fel arall, gallech ateb y cwestiwn yn anuniongyrchol ar sail y teimladau sydd wrth ei wraidd. Gallech ofyn i'r unigolyn a yw'n gweld eisiau ei berthynas, a neilltuo amser i hel atgofion, gan ddefnyddio ffotograffau o bosibl er mwyn ei helpu i ailgysylltu â'r presennol. Drwy wneud hyn, gallech ddeall hefyd a oes unrhyw anghenion heb eu diwallu wrth wraidd y cwestiwn. Er enghraifft, gall fod yn gweld eisiau'r diogelwch a'r cysur a gafodd gan riant sydd wedi marw. Drwy fyfyrio ar bwysigrwydd yr ymadawedig – 'Rhaid fod gennych hiraeth mawr ar ei ôl' – efallai y byddwch yn cynnig cysur tebyg.

Efallai na fydd gennych chi'r amser na'r egni bob amser i ddangos cymaint o empathi wrth ymateb. Yn hytrach, gallech ddweud wrth yr unigolyn â dementia bod ei berthynas yn ei waith neu ar ei wyliau ac y bydd yn dychwelyd 'nes ymlaen' neu 'ymhen ychydig wythnosau'. Trwy gyfeirio tuag at ddyfodol na fydd byth yn cyrraedd, rydych chi'n rhagweld y bydd yr unigolyn yn symud ymlaen o'r mater dros dro o leiaf, er na fydd yn ei anghofio.

Mae'n bosibl y byddwch chi'n anghyfforddus gyda'r dull hwn oherwydd ei fod yn fath o dwyll. Os yw'r unigolyn â dementia yn sylweddoli beth sy'n digwydd, gallai fod yn fwy amheus. Efallai y byddwch chi'n teimlo eich bod yn manteisio ar newidiadau gwybyddol yr unigolyn.

Rhaid cofio bod pob person, pob perthynas a phob senario yn unigryw, ac nad oes un ateb cwbl gywir neu anghywir. Fodd bynnag, yn ein profiad ni, mae gofalwyr sy'n defnyddio'r dulliau uchod yn helpu i leihau gofid emosiynol diangen i'r naill berson a'r llall.

Yn olaf, mae'n bosibl y bydd ymateb sy'n 'gywir' y tro yma yn 'anghywir' y tro nesaf. Fodd bynnag, i'r graddau sy'n bosibl, mae'n werth bod yn gyson wrth ateb yr un cwestiwn, yn hytrach na newid rhwng y gwir, hanner gwir a chelwydd golau.

12

Beth yw symptomau ymddygiadol a seicolegol cyffredin dementia?

Pam y gallwn i ymddwyn yn amhriodol?

Mae'r gair 'diymatal' ('disinhibition') yn disgrifio mathau o ymddygiad sy'n mynd yn groes i normau cymdeithasol ac yn annodweddiadol o gymeriad y person. Mae enghreifftiau yn cynnwys gwneud sylwadau amhriodol, rhegi, dadwisgo, neu gyffwrdd â'ch hun (neu eraill) yn gyhoeddus. Mae'r symptomau hyn yn peri gofid i aelodau'r teulu yn aml.

Mae pobl â dementia blaenarleisiol yn fwy tebygol o ymddwyn mewn ffordd ddiymatal na'r rhai sy'n byw gyda mathau eraill o ddementia. Mae llabedau blaen yr ymennydd yn gweithredu fel 'hidlydd' ar gyfer yr hyn sy'n ymddygiad priodol.

Mae'n bosibl na fyddwch chi'n adnabod y norm cymdeithasol rydych chi wedi ymddwyn yn groes iddo, felly os ydych chi'n ymddwyn yn 'amhriodol', mae'n annhebygol o fod yn fwriadol. Mae'n bosibl y bydd ymateb pobl eraill i'ch ymddygiad yn gwneud i chi deimlo'n ddryslyd, yn ofidus neu'n llawn cywilydd.

Ar gyfer eich gofalwr

Mae'n ddefnyddiol i ofalwyr ddeall y rhesymau posibl dros pam y gallai rhywun ymddwyn mewn ffordd benodol, a'i helpu i fynd i'r afael â'r mater. Er enghraifft, mae'n bosibl y byddai pob un ohonom yn tynnu haen o ddillad os ydyn ni'n rhy boeth er mwyn ceisio oeri. Fodd bynnag, efallai na fydd y person â dementia yn deall bellach bod noethni cyhoeddus yn dabŵ, ac y bydd yn tynnu mwy o ddillad nag y byddai pobl eraill.

Trwy fod yn ymwybodol o hwyliau, anghenion heb eu diwallu, a ffactorau amgylcheddol yr unigolyn, mae modd lleihau'r tebygolrwydd y bydd yn ymddwyn yn amhriodol. Ar y llaw arall, mae dweud y drefn wrth yr unigolyn yn ystod neu ar ôl y digwyddiad yn annhebygol o atal yr ymddygiad rhag digwydd eto, a gallai wneud iddo deimlo cywilydd.

Pam nad ydw i'n teimlo fel gwneud unrhyw beth?

Mae apathi neu ddifaterwch – gostyngiad mawr mewn cymhelliant – yn effeithio ar hyd at ddau o bob tri pherson sy'n byw gyda dementia. Mae'n fwyaf cyffredin ymhlith pobl sydd â dementia blaenarleisiol, dementia gyda chyrff Lewy, a dementia clefyd Parkinson. Niwed i labedau blaen yr ymennydd, sef y rhannau sy'n gyfrifol am gymhelliant, cynllunio, a dilyniannu, yw achos ffisiolegol apathi.

Os ydych chi'n teimlo'n apathetig, mae'n bosibl y byddwch chi'n encilio o weithgareddau bob dydd. Efallai na fyddwch chi'n gweithio ar eich hobïau, yn dilyn eich diddordebau, nac yn mynychu digwyddiadau cymdeithasol. Mae'n bosibl y byddwch chi'n esgeuluso gweithgareddau angenrheidiol fel gwaith tŷ a garddio. Gall encilio a mynd i'ch cragen ddechrau cylch dieflig: trwy roi'r gorau i ymgysylltu, efallai y byddwch chi'n colli'ch hyder a'ch sgiliau yn gynt, ac yn mynd i deimlo'n fwy apathetig.

Mae ansawdd bywyd pobl â dementia yn gwaethygu os ydyn nhw'n mynd yn fwy apathetig. Hefyd, mae eu cyflwr emosiynol yn effeithio ar aelodau'r teulu ac ar eu gofalwyr gan fod angen mwy o egni a bywiogrwydd arnyn nhw i'w hannog i gwblhau tasgau ac ymarfer hunanofal sylfaenol.

Mae llawer o bobl yn drysu rhwng iselder ac apathi, er mai tebygrwydd arwynebol yn unig sydd rhwng y ddau. Fel arfer, mae iselder yn golygu bod yr unigolyn â dementia yn teimlo'n drist neu'n teimlo ei fod 'wedi cael llond bol', yn anobeithiol ac yn euog. Mae'n bosibl na fydd yn mwynhau gweithgareddau a arferai roi pleser iddo. Ar y llaw arall, os ydych chi'n teimlo'n apathetig, gall ymddangos nad ydych chi'n hidio am eich symptomau na'ch profiad bywyd presennol, ond gallwch barhau i fwynhau gwneud pethau pan fyddwch chi'n cymryd rhan. Gall meddyginiaeth atalydd colinesteras leddfu rhywfaint ar yr apathi a hybu cymhelliant, y cof a'r gallu i ganolbwyntio. Mae'n annhebygol y bydd gwrthiselyddion yn helpu.

Gallai sesiynau cerddoriaeth, celf, hel atgofion, ac ysgogiad gwybyddol eich cymell i barhau i ymgysylltu a gwella eich iechyd meddwl. Gall dilyn trefn ddyddiol gynnig strwythur a diogelwch, eich helpu i deimlo eich bod yn cyflawni pethau, a chynnal eich hyder a'ch sgiliau. Gallai gwneud hynny wrthdroi'r cylch dieflig.

Os bydd eich gofalwyr yn mabwysiadu agwedd gadarnhaol sy'n canolbwyntio ar eich cryfderau a'ch sgiliau yn hytrach nag ar yr hyn na allwch ei wneud, bydd ansawdd eich bywyd yn well. Mae'n rhaid iddyn nhw osgoi'r camsyniad eich bod chi'n ddiog.

Pam ydw i'n teimlo mor isel?

Mae cynifer â dau o bob pump o bobl â dementia yn dioddef o iselder hefyd. Mae arwyddion posibl iselder sy'n gysylltiedig â dementia yn cynnwys hwyliau isel, gorbryder, cynnwrf, a rhithdybiau (credu pethau).

Os ydych chi'n teimlo fel hyn, dylech siarad â'ch meddyg teulu. Mae modd trin iselder, a gall meddyginiaeth wrthiselder a therapïau siarad helpu. Os yw symptomau iselder yn cael eu lleddfu, mae'n bosibl y bydd yn haws i chi ymdopi â heriau 'cyffredin' byw gyda dementia.

Gall gofalwyr, aelodau'r teulu a ffrindiau helpu trwy greu trefn gadarnhaol (gweithgareddau sy'n ystyrlon i chi) a'ch annog i barhau i fod yn gymdeithasol ac yn gorfforol egnïol.

Pam ydw i'n teimlo'n orbryderus trwy'r amser?

Wrth i'ch cof newid, bydd cofio gwybodaeth newydd a lleoedd a phobl gyfarwydd yn fwy o her i chi. O ganlyniad, gallech deimlo'n hynod ansicr, ansefydlog a gorbryderus. Hwyrach y byddwch yn aflonydd, yn cerdded yn ôl ac ymlaen, yn cael trafferth cysgu, ac yn glynu at wrthrychau arwyddocaol. Efallai y bydd yn anodd i chi ymgartrefu yng nghwmni eraill, ac y byddwch chi'n chwilio am eich gofalwr o gwmpas y tŷ. Efallai y bydd eich gofalwr yn troi'n rhywun sy'n rhoi diogelwch a sicrwydd i chi mewn byd sy'n eich llethu.

Ar gyfer eich gofalwr

Dylai gofalwyr yn y sefyllfa hon gynnig sicrwydd ac empathi. Dylech atgoffa'r unigolyn o'r ffaith eich bod yn ei garu ac eisiau gofalu amdano. Dylech ddangos eich bod chi'n deall ac yn cydymdeimlo â phrofiad yr unigolyn o fyw gyda dementia. Rhaid rhoi gwybod i'r unigolyn nad yw ar ei ben ei hun ac y byddwch chi'n parhau i fod yno iddo.

Wrth gysuro rhywun, cofiwch fynd ato o'r tu blaen bob amser er mwyn sicrhau y gall eich gweld. Defnyddiwch ddatganiadau syml, fel 'Dwi yma, fe wna' i dy helpu di'. I rai, gan ddibynnu ar eu hangen am ofod corfforol pan fyddan nhw'n teimlo'n ofidus, gall cyffyrddiad corfforol – ar y fraich, er enghraifft – gynnig cadarnhad tawel, dieiriau o'ch presenoldeb. Mae'n bwysig parchu'r hyn y mae'r person â dementia yn ei deimlo, ni waeth pa mor ddibwys yw'r mater sy'n peri gofid yn eich barn chi. Mae datganiadau fel 'Mae'n swnio fel dy fod wedi ypsetio am ...' neu 'Dwi'n gweld dy fod yn teimlo'n drist am ...' yn mynd i'r afael yn uniongyrchol â'r emosiwn a'r achos sylfaenol. Ar ôl hynny, cam defnyddiol posibl yw naill ai cynnig eich bod yn helpu i ddatrys y mater (h.y. dod o hyd i eitem sydd ar goll) neu, os yw'n briodol, tynnu sylw'r unigolyn oddi ar y mater: 'Gad i ni gael rhywbeth i'w fwyta yn gyntaf, yna fe wnawn ni ddatrys hyn.'

Yn achos rhai, bydd modd i ofalwyr adael nodyn i atgoffa'r unigolyn ble maen nhw wedi mynd a phryd y byddan nhw'n dychwelyd. Fodd bynnag, gallech ystyried trefnu cymorth i'r unigolyn os nad yw'n gallu darllen mwyach, os nad yw'n cofio edrych ar nodiadau, neu os nad yw'n ddiogel i'w adael ar ei ben ei hun. Bydd cydymaith cyflogedig neu wirfoddol yn gallu datblygu perthynas ystyrlon gyda'r person rydych chi'n gofalu amdano, ei helpu i gymryd rhan mewn gweithgareddau, a'ch galluogi i gael seibiant rheolaidd.

Gellir rhagnodi rhai meddyginiaethau i leihau pryder a helpu'r person â dementia i deimlo'n fwy sefydlog yn emosiynol.

Pam mae fy nheimladau yn newid mor aml?

Gall eich hwyliau a'ch cyflwr emosiynol newid yn aml pan fydd gennych chi ddementia, a hynny'n aml heb reswm amlwg. Mae'n bosibl eich bod yn ymateb i newidiadau yn eich galluoedd neu eich bod yn teimlo'n ofnus, yn ddryslyd neu'n flinedig. Hefyd, mae'n bosibl eich bod mewn poen, yn anghyfforddus, yn rhy boeth neu'n rhy oer, bod angen i chi ddefnyddio'r toiled, neu eich bod yn teimlo'n ddiflas ac nad ydych yn cael digon o ysgogiad.

Hefyd, gall hwyliau oriog ddeillio o anhwylderau seiciatrig heb eu trin, deiet, caffîn neu or-ysgogiad ar ôl gwneud gormod, teimlo eich bod yn cael eich rhuthro, a gormod o annibendod a sŵn. Mae'n bosibl na fyddwch chi'n gallu disgrifio sut rydych chi'n teimlo. Yn lle hynny, efallai y byddwch chi'n mynegi eich hun drwy grio neu ffrwydro mewn dicter.

Hyd yn oed pan fydd y clefyd yn fwy datblygedig, byddwch yn parhau i brofi ystod o emosiynau cadarnhaol, fel llawenydd a chariad.

Gall trefn a rwtîn wella ansawdd eich bywyd a helpu i leihau'r posibilrwydd o newid yn eich hwyliau a'ch ymddygiad. Byddwch chi a'ch gofalwr yn dod i ddeall pryd mae hwyliau oriog negyddol yn digwydd, a gallwch ddefnyddio dulliau tynnu sylw, fel chwarae cerddoriaeth neu fynd am dro.

Ar gyfer eich gofalwr

Fel gofalwr, dylech geisio rhoi eich hun yn sefyllfa'r person â dementia er mwyn helpu i nodi pa 'anghenion sydd heb eu diwallu' y gallai fod yn ymateb iddyn nhw, a chynnig yr ymateb gorau. Er y gall hynny fod yn dipyn o her pan fyddwch chi'n teimlo'n flinedig ac o dan straen, mae'n bwysig cofio bod hwyliau oriog yn rhan arferol o ddementia, ac nad yw'r unigolyn yn mynd ati'n fwriadol i geisio gwneud bywyd yn fwy anodd.

Pam ydw i'n meddwl ac yn teimlo pethau sydd ddim yn wir weithiau?

Mae llawer o bobl â dementia yn cael rhithdybiau (credu pethau) sy'n effeithio ar eu canfyddiad o realiti, gan gynnwys natur eu perthynas ag eraill. Gallai unigolyn ddod i'r casgliad bod rhywun yn ei wylio, yn dwyn ei eiddo, neu fod anwylyd yn anffyddlon, heb fawr o reswm na thystiolaeth dros hynny. Gall aelod o'r teulu neu ffrind fod yn ddieithryn; gallai rhywbeth rydych wedi'i gadw fod wedi'i ddwyn. Bydd eich gallu i feddwl yn rhesymegol drwy sefyllfa yn cael ei effeithio.

Ar gyfer eich gofalwr

Fel gofalwr, bydd yn anodd i chi wrthbrofi rhithdybiau. Maen nhw'n teimlo mor real i'r person â dementia ag y mae darllen y frawddeg hon yn ei deimlo i chi. Pe bai rhywun yn dweud wrthych chi nad ydych chi'n darllen y frawddeg hon go iawn, mae'n debyg y byddech chi'n teimlo wedi'ch sarhau. Gallai unigolyn â dementia fynd â hynny gam ymhellach, gan ymddwyn yn ymosodol ar lafar neu'n gorfforol o bosibl oherwydd newidiadau yn y ffordd mae'n meddwl.

Yn hytrach na chywiro ymdeimlad yr unigolyn o realiti, dylech geisio cydymdeimlo â'r hyn sy'n digwydd iddo. Dylech gydnabod ei ofid emosiynol a helpu i unioni'r sefyllfa – er enghraifft, trwy gynnig dod o hyd i'r peth sydd 'wedi'i ddwyn'. Wrth siarad, mae'n bwysig meddwl am dôn eich llais. Er y byddwch chi o bosibl yn teimlo dan straen ac yn rhwystredig, dylech wneud eich gorau i fod yn ddigynnwrf a chysuro'r unigolyn.

Gallai cynnwys yr unigolyn mewn gweithgareddau ystyrlon a phleserus dynnu ei sylw oddi ar yr hyn mae'n ei gredu a'i helpu i'w anghofio. Dro arall, efallai y bydd angen ildio i'r rhithdyb hyd nes y bydd wedi symud ymlaen at bwnc gwahanol ac yn teimlo'n llai cynhyrfus. Os bydd eich ymdrechion i helpu yn methu neu fel pe baen nhw'n gwaethygu gofid yr unigolyn, mae'n iawn i chi adael yr ystafell i feddwl am eich camau nesaf. Trwy wneud hyn, mae'n bosibl y byddwch chi'n 'ailosod' hwyliau'r unigolyn. Ar ôl dychwelyd, dylech gynnig senario newydd mewn ffordd gadarnhaol a hyderus, fel gwneud paned neu fynd am dro.

Gallai fod yn werth chweil cadw eitemau pwysig mewn lle diogel a chadw dau gopi o'r pethau sydd fwyaf tebygol o fynd ar goll. Gall newidiadau i olwg a chlyw'r unigolyn gynyddu ei ddryswch, felly dylech drefnu profion llygaid a chlyw rheolaidd. Mae bwyta ac yfed yn lleihau'r perygl o flinder a dryswch, a gall cadw at drefn helpu'r unigolyn i deimlo'n saff a diogel. Trwy beidio â newid cynllun amgylchedd cartref yr unigolyn, bydd yn teimlo mwy o synnwyr o ofod. Gall arddangos ffotograffau o aelodau'r teulu a ffrindiau ar wahanol gyfnodau o'u bywydau helpu'r unigolyn i'w hadnabod yn y presennol. Weithiau, os yw'r rhithdybiau yn parhau'n gyson ac yn peri gofid, efallai y bydd meddyg yn awgrymu meddyginiaeth (gwrthseicotig) i drin y cyflwr.

Os yw'r rhithdybiau yn digwydd yn ddirybudd, dylech gysylltu â meddyg yr unigolyn i weld a yw'n dioddef o ddeliriwm. Gall achos corfforol sylfaenol, y gellir ei drin o bosibl, megis haint, achosi'r deliriwm.

Cofiwch wrando'n astud ar yr unigolyn â dementia bob amser. Peidiwch â diystyru pob un o'i bryderon fel arwydd o rithdybiau. Mae pryderon pobl â dementia hefyd yn real iddyn nhw, ond gall pobl â dementia fod yn fwy agored i niwed. Mae'n bosibl bod rhywun yn manteisio arnyn nhw mewn rhyw ffordd.

Ydy pawb â dementia yn ymddwyn yn ymosodol?

Un safbwynt cyson a rhagfarnllyd yn ymwneud â dementia yw y bydd pawb sy'n datblygu'r clefyd yn ymddwyn yn grac ac yn ymosodol. Mewn gwirionedd, bydd ymddygiad o'r fath yn cael ei sbarduno gan rywbeth penodol yn aml. O ganlyniad, nid dim ond pobl a arferai ymddwyn yn flin fydd yn ymddwyn yn ymosodol. Mae'n bosibl y bydd pobl a arferai fod yn addfwyn yn cael pyliau o dymer hefyd.

Mae dau fath o ymddygiad ymosodol: geiriol a chorfforol. Mae'n bosibl y bydd yr unigolyn yn dechrau ymddwyn yn ymosodol trwy godi ei lais a mynegi gwrthwynebiad, ond gall hyn droi'n weiddi, yn sgrechian a bygwth pobl yn uniongyrchol. Mae ymddygiad ymosodol corfforol yn cynnwys unrhyw beth sy'n achosi – neu a allai achosi – niwed corfforol i berson arall neu i beth arall.

Gall sawl peth fod wrth wraidd ymddygiad ymosodol mewn dementia. Gall gael ei achosi gan y newidiadau i'r ymennydd yn sgil dementia. Weithiau gall meddyginiaethau achosi sgileffeithiau, gan gynnwys cynnwrf ac ymddygiad ymosodol. Gall ymddygiad ymosodol gael ei achosi gan deimladau o fod yn llwglyd, yn sychedig neu mewn poen. Hefyd, gall rhithdybiau a rhithweledigaethau arwain at ymateb ymosodol gan yr unigolyn, yn aml oherwydd ei fod yn teimlo dan fygythiad ac yn ceisio amddiffyn ei hun.

Weithiau gall ymddygiad ymosodol adlewyrchu perthynas wael yr unigolyn â'r bobl o'i gwmpas. Rydyn ni i gyd yn debygol o ymateb yn negyddol i'r profiadau hyn. Fodd bynnag, mae'n bosibl y bydd person â dementia yn methu deall y sefyllfa na thymheru ei ymateb yn unol â hynny, gan arwain at ddicter ac ymddygiad ymosodol mwy eithafol.

Mae'n debygol y bydd person â dementia yn teimlo gwahanol raddau o ofn ac ansicrwydd o ganlyniad i golli cof, dryswch a cholli synnwyr o le ac amser. Gallai'r symptomau hyn olygu bod yr unigolyn yn camddehongli bwriadau'r bobl o'i gwmpas a'i fod yn ymateb yn amddiffynnol. O ganlyniad, mae angen i ofalwyr fod yn ymwybodol o sut maen nhw'n cyfathrebu. Gallech ystyried symleiddio'r hyn rydych chi'n ei ddweud, faint rydych chi'n ei ddweud, a pha mor gyflym rydych chi'n siarad, yn ogystal â symleiddio iaith eich corff a mynegiant eich wyneb.

Mae llawer o bobl â dementia yn teimlo'n rhwystredig wrth i'w galluoedd newid neu am fod eu gofalwyr – gyda'r bwriadau gorau – yn cymryd drosodd. Mae llawer o ofalwyr yn gwneud hyn am nad ydyn nhw'n hoffi gweld yr unigolyn yn cael trafferth, neu am fod gwneud y peth eu hunain yn gynt. Ond weithiau gall rhwystredigaeth droi'n ymddygiad ymosodol.

Mae llawer o bobl â dementia yn mynd yn fwy ynysig. Mae'r rhesymau am hyn yn cynnwys apathi, colli hyder, sgiliau cyfathrebu sy'n newid, a dirywiad yn eu hiechyd corfforol. O ganlyniad, gallan nhw deimlo'n unig, yn ddiflas, ac yn ddiysgogiad, a all arwain at ymddygiad ymosodol. Hyd yn oed os yw rhywun yn gymdeithasol egnïol, wrth i'w gof waethygu, gall anghofio ei fod wedi bod yn brysur yn gynharach yn y dydd.

Pam ydw i'n teimlo'n waeth yn hwyrach yn y dydd?

Mae 'machludo' yn rhywbeth sy'n effeithio ar un o bob pump o bobl sy'n byw gyda dementia. Mae eu hwyliau a'u hymddygiad yn newid wrth iddi ddechrau nosi. Gallech deimlo'n aflonydd, yn ddryslyd ac yn anniddig, ac efallai y byddwch hyd yn oed yn gweld pethau. Weithiau bydd hyn yn para rhai oriau ac yn amharu ar eich cwsg.

Nid ydym yn deall machludo yn llawn ond mae sbardunau posibl yn cynnwys:

- newidiadau i 'gloc y corff' sy'n gysylltiedig â dementia
- anghysur sy'n deillio o chwant bwyd neu boen
- diflastod
- cysgodion yn creu ofn a gorbryder
- llai o ysgogiad synhwyraidd wrth i'r golau bylu
- llai o angen am gwsg (cyfartaledd o bum awr a hanner wrth i ni heneiddio).

I lawer o bobl â dementia, gall machludo olygu na fyddan nhw bellach yn adnabod eu cartref ac weithiau, fyddan nhw ddim yn adnabod eu teulu.

Ar gyfer eich gofalwr

Fel gofalwr, dylech wrando'n ofalus ar deimladau'r unigolyn, cynnig cysur, ac awgrymu pethau cadarnhaol a fydd yn tynnu sylw'r unigolyn ac yn ei helpu i ymdawelu.

Fel gydag unrhyw ymddygiad, fel arfer mae'n bosibl nodi patrwm i'r ymddygiad machludo hwn, fel yr amser o'r prynhawn/gyda'r hwyr y mae'n digwydd a sbardunau posibl. Efallai y bydd modd i chi wedyn addasu eich rwtîn er mwyn atal neu leihau'r effaith ar yr unigolyn ac arnoch chi.

Gallwch gefnogi'r unigolyn â dementia i fod yn gymdeithasol egnïol a chymryd rhan mewn ymarfer corff priodol bob dydd. Ond cofiwch, gall gormod ohono arwain at or-ysgogi'r unigolyn a'i flino.

I rai, gall gorffwys am gyfnod byr ddechrau'r prynhawn helpu, a gallai eich atal rhag cael cyntun yn nes ymlaen. Hefyd, gall cyntun cynnar eich helpu i gysgu'n hwy ac yn well yn y nos.

Ar ôl i'r unigolyn ddod i gysylltiad â llawer o olau naturiol yn ystod y dydd, gall cau'r llenni a chynnau goleuadau artiffisial meddal ddynodi'r pontio i'r rwtîn gyda'r hwyr. Dylech geisio osgoi gweithgareddau a allai achosi straen, fel ymolchi neu gael cawod, ar yr adeg hon. Mae angen lleihau sbardunau fel gormod o sŵn, goleuadau llachar, caffîn, ac alcohol, a all ychwanegu at ddryswch ac aflonyddwch yr unigolyn. Ar y llaw arall, gall gweithgareddau therapiwtig ystyrlon, gan gynnwys gwrando ar gerddoriaeth gyfarwydd, darllen yn uchel, tylino, neu dreulio amser gydag anifeiliaid anwes, helpu'r unigolyn i deimlo'n fwy llonydd.

Law yn llaw â mabwysiadu rhai o'r strategaethau uchod, neu bob un ohonyn nhw, efallai y gall meddyg teulu helpu. Gall poen, salwch, anhwylder cysgu, neu sgileffeithiau meddyginiaeth i gyd gyfrannu at y broblem.

13

Beth yw symptomau synhwyraidd cyffredin dementia?

Symptomau synhwyraidd yw newidiadau i'r golwg, y clyw, arogli, blasu a theimlo. Mae anodd disgrifio teimlad, hyd yn oed yn absenoldeb dementia. Gall fod yn anodd i rywun arall ddeall y symptomau hyn yn llawn, ni waeth pa mor dda y maen nhw'n cael eu disgrifio.

Gall *colled synhwyraidd* gymhlethu profiad unigolyn o'r symptomau synhwyraidd sy'n gysylltiedig â dementia. Gall sbectol a chymhorthion clyw wella golwg a chlyw sy'n dirywio, ond mae rhai pobl â dementia yn ei chael hi'n anodd eu defnyddio.

Pam ydw i'n gweld pethau'n wahanol nawr?

Gall newidiadau yn rhannau yr ymennydd sy'n ymwneud â gweld olygu ei bod yn fwy anodd gwybod beth yn union mae eich llygaid yn ei weld. Gall hyn arwain at gamganfyddiadau neu rithiau gweledol. Hefyd, gallech adnabod wynebau a gwrthrychau yn anghywir neu gael trafferth mesur pellter. Bydd rhai camganfyddiadau yn creu embaras neu'n codi ofn. Bydd eraill yn ei gwneud hi'n fwy anodd i rywun symud o gwmpas bob dydd yn ddiogel.

Dyma enghreifftiau cyffredin o gamganfyddiadau:
- matiau du sy'n edrych fel tyllau
- patrwm chwyrlïog ar garped sy'n edrych fel nadroedd
- patrymau ffrwythau ar liain bwrdd sy'n ymddangos yn dri dimensiwn, gan achosi i rywun estyn allan fel pe bai am gydio mewn darn o ffrwyth
- newid rhwng lloriau sy'n edrych fel gris.

Gall camganfyddiadau gweledol gynyddu'ch risg o syrthio oherwydd gall grisiau ac ymylon palmentydd edrych yn fwy neu'n llai nag ydyn nhw mewn gwirionedd.

Yn yr un modd, gall y pellter rhyngoch chi a'r sedd rydych chi'n paratoi i eistedd arni fod yn fwy na'r disgwyl. Os yw'ch llygaid yn gweld cerbyd yn symud tuag atoch chi, ond bod eich ymennydd yn meddwl ei fod ymhellach i ffwrdd nag yw e mewn gwirionedd, gallech gamu i'r ffordd o'i flaen.

Mae ein golwg yn newid yn naturiol wrth i ni heneiddio, ac efallai y byddwch chi'n datblygu cyflyrau fel dirywiad macwlaidd a glawcoma. Mae'n bwysig cael archwiliadau rheolaidd gan optegydd, gwisgo'r sbectol gywir, a sicrhau ei bod yn lân.

Gall addasiadau i'r cartref eich helpu i symud o gwmpas yn ddiogel – er enghraifft, drwy sicrhau golau disglair a chyson i leihau cysgodion; creu cyferbyniadau lliw i'w gwneud hi'n haws adnabod gwrthrychau a mesur pellter; neu osod carpedi plaen. Wrth i'ch golwg newid, efallai y byddwch chi'n dibynnu fwyfwy ar atgofion ac arferion i symud o gwmpas eich cartref. Dylech geisio cadw cynllun ffisegol ystafelloedd yr un fath cymaint â phosibl.

Pan fyddwch chi yn yr awyr agored, gall cario ffon wen eich helpu i 'deimlo' amgylcheddau a lleihau'ch dibyniaeth ar ganfyddiad gweledol. Hefyd, bydd ffon yn rhybuddio pobl eraill y gallech fod angen ystyriaeth ychwanegol. Lle bynnag ydych chi, cymerwch eich amser er mwyn gwneud yn siŵr eich bod yn symud o gwmpas yn ddiogel.

Os yw'n anodd i chi fynd a dod yn eich ardal leol, dywedwch wrth y person sy'n gyfrifol, er enghraifft, rheolwr y caffi neu gynghorydd lleol. Os yw'n effeithio arnoch chi, mae'n debygol y bydd pobl eraill sy'n byw gyda dementia hefyd yn cael eu heffeithio. Yn wir, mae'n bosibl y bydd addasiadau amgylcheddol sy'n cael eu gwneud i helpu pobl â dementia yn gwella profiad pawb.

Ar gyfer eich gofalwr

Fel gofalwr, dylech geisio osgoi tynnu sylw at y camsyniadau sy'n gallu deillio o gamganfyddiadau gweledol, fel methu adnabod person yn gywir neu godi gwrthrych anghywir. Gallai hyn danseilio hyder yr unigolyn. Yn hytrach, gallech ofyn i ymwelwyr gyflwyno eu hunain wrth gyrraedd, defnyddio eu henwau wrth sgwrsio, a dweud pan fyddan nhw'n gadael yr ystafell neu'n dychwelyd. Wrth roi gwrthrych i unigolyn, gallwch ddisgrifio ei bwrpas a sut i'w ddefnyddio. Dylech roi sicrwydd i'r unigolyn i'w helpu i deimlo'n ddiogel, er enghraifft, os yw'r llawr yn las, mae'n bosibl y bydd yn meddwl ei fod yn edrych fel dŵr.

Sut mae'r clyw yn effeithio ar fy mhrofiad o ddementia?

Mae colli clyw yn cael ei ystyried bellach yn ffactor risg pwysig ar gyfer dementia. Gallai colli clyw ysgafn ddyblu'r risg o ddatblygu dementia. Mae colli clyw cymedrol yn arwain at risg dair i bedair gwaith yn fwy o ddatblygu dementia.

Os oes gennych chi ddementia, gall amhariad ar y clyw gymhlethu eich profiad o'r salwch. Yn gyntaf, efallai na fyddwch chi'n gallu cyfleu'r problemau sy'n gysylltiedig â cholli clyw. Efallai y bydd dementia'n cael bai ar gam am eich rhwystredigaeth ynglŷn â hyn, er bod y problemau'n ymwneud â'r clyw yn bennaf.

Yn ail, hyd yn oed heb golli clyw, mae'n bosibl na fyddwch chi'n gallu cyfathrebu cystal. Gall y broses o golli clyw waethygu sgiliau prosesu a deall iaith. Gall hyn effeithio ar eich hyder a gwneud i chi encilio o weithgareddau cymdeithasol. Yna byddwch mewn mwy o berygl o deimlo'n ynysig ac yn unig, heb ddigon i'ch ysgogi. Gallai hyn yn ei dro arwain at ddicter ac ymddygiad ymosodol.

Fel sy'n wir am eich golwg, dylech gael archwiliadau clyw rheolaidd. Fodd bynnag, os oes gan rywun ddementia, nid yw hi'n hawdd gwneud diagnosis o golli clyw na rheoli'r cyflwr bob amser. Efallai y bydd deall cyfarwyddiadau a rhannu gwybodaeth yn fwy anodd. Mae gan rai adrannau awdioleg arbenigwyr sy'n gymwysedig i'ch asesu.

Gall cymhorthion clyw helpu. Maen nhw'n mwyhau sŵn ac yn ei anfon i diwb y glust. Fodd bynnag, mae rhaid glanhau a chynnal a chadw cymhorthion clyw, a newid eu batris yn ôl yr angen (unwaith yr wythnos ar gyfer cymorth clyw arferol). Hefyd, bydd cwyr clust nid yn unig yn pylu'r clyw yn y lle cyntaf ond hefyd yn cyfyngu ar effeithiolrwydd cymhorthion clyw. Mae'r rhan fwyaf o gymhorthion clyw yn mwyhau pob sŵn, felly gallan nhw fod yn ddiwerth neu'n anghyfforddus i rai mewn amgylcheddau prysur lle mae yna sŵn cefndir.

I rai pobl â dementia, bydd defnyddio a gofalu am eu cymhorthion clyw yn dipyn o her, a bydd angen help parhaus gan ofalwyr di-dâl neu gyflogedig. Mae cofio bod clywed yn broblem, bod cymhorthion clyw wedi'u rhagnodi, a sut i'w defnyddio yn gywir, i gyd yn anawsterau cyffredin.

Ni waeth pa mor drwm eich clyw ydych chi neu a ydych chi'n defnyddio cymhorthion clyw ai peidio, gall offer ychwanegol helpu i wella'ch profiad a lleihau risgiau. Mae'r dewisiadau sydd ar gael yn cynnwys cloc larwm sy'n dirgrynu, ffonau a chlychau drws sy'n gwneud mwy o sŵn, a larymau mwg sy'n fflachio. Mae modd gwella cyfathrebu trwy leihau sŵn amgylchol, defnyddio eitemau dodrefnu meddal, a sicrhau golau da, yn enwedig os ydych chi'n darllen gwefusau.

Gorsensitifrwydd i sŵn yw'r brif broblem arall sy'n gysylltiedig â'r clyw a all effeithio ar rai pobl â dementia. Gallech deimlo'n bryderus neu'n ofidus mewn mannau lle mae sawl math o sŵn yn cystadlu yn erbyn ei gilydd, fel archfarchnadoedd neu ysbytai. Er mwyn lleihau'r tebygolrwydd o deimlo bod y cyfan yn eich llethu, dylech geisio mynd i siopau neu gaffis ar adegau tawelach, lleihau sŵn cefndir yn y cartref (fel y teledu neu'r radio), ac ymlacio'n dawel ar ôl bod mewn lle prysur.

Sut mae dementia yn effeithio ar fy synnwyr arogli a blasu?

Arogl yw ein dull cyntefig o synhwyro perygl. Hebddo, yn y byd modern, efallai na fyddwn yn sylwi ar nwy yn gollwng neu fod bwyd wedi dechrau pydru. Hefyd, mae'n bosibl y byddech chi'n llai ymwybodol o hylendid gwael a allai eich annog i ymolchi a newid eich dillad.

Hefyd, mae ein synnwyr arogli yn rhan annatod o'r hyn rydyn ni'n ei flasu. Mae'r tafod ar ei ben ei hun yn fesur cymharol syml o flas, gan synhwyro pethau melys, hallt, sur, chwerw, a sbeislyd yn unig. Gan fod ein blasbwyntiau wedi'u cysylltu â nerfau yn ein hymennydd, mae dementia yn effeithio arnyn nhw hefyd. Efallai y bydd eich profiad o flas yn dechrau newid, ac mae'n bosibl y byddwch chi'n mwynhau rhai blasau nad oeddech chi'n eu hoffi o'r blaen, ac fel arall. O ganlyniad, mae'n gyffredin i bobl â dementia sylwi bod eu harchwaeth yn newid.

Sut mae dementia yn effeithio ar yr hyn rwy'n ei fwyta a'i yfed?

Mae pobl â dementia yn datblygu 'dant melys' yn aml. Gall hyn fod yn broblem, yn enwedig os ydych chi eisoes dros eich pwysau neu mewn perygl o fod felly, gyda'r holl broblemau iechyd cysylltiedig. Hefyd, mae'n bosibl bod gennych chi ddiabetes neu y byddwch chi'n datblygu diabetes. Yn gyffredinol, mae bwydydd melys yn tueddu i fod heb sylwedd na gwerth maethol.

Dylech barhau i fwyta deiet iach a chytbwys. Bydd gennych fwy o egni a byddwch chi'n cadw màs cyhyrau a chryfder, yn cysgu'n well, ac yn lleihau'r tebygolrwydd o ymddygiad gofidus. Gall addasu bwyd sawrus i gynnwys mêl neu siwgr wneud pryd 'go iawn' yn fwy blasus, felly hefyd berlysiau a sbeisys neu bupur a halen. Gallwch ddewis ffrwythau neu lysiau sy'n naturiol felys yn lle bisgedi a melysion. Os oes angen, gall surop, jam, neu fêl wneud pwdin yn fwy melys.

Ar gyfer eich gofalwr

Fel gofalwr, hwyrach na fydd hi'n bosibl cadw at hen arferion a disgwyliadau yn ymwneud â bwyd ac amser bwyta bob tro. Ym mhob achos bron iawn, mae'n well bod yr unigolyn yn bwyta – hyd yn oed os nad oes cysondeb o ran beth y mae'n ei fwyta na phryd y mae'n bwyta – na bod yr unigolyn yn methu â chael digon o faeth. Yn gyffredinol, mae pobl â dementia mewn mwy o berygl o golli pwysau na magu pwysau, ac mae bwyd yn mynd yn llai deniadol ac yn anoddach ei fwyta. Mae'n bosibl na fyddan nhw'n sylweddoli bob amser bod chwant bwyd arnyn nhw, ac efallai na fyddan nhw'n adnabod bwyd. Yn ystod camau mwy datblygedig y clefyd, gall effeithio ar y broses o gnoi a llyncu. Fodd bynnag, gall bwyd fod yn un o'r pethau olaf sy'n rhoi boddhad i'r unigolyn, yn enwedig tua diwedd ei oes.

Efallai y bydd bwydydd bys a bawd yn haws eu trin ac efallai y bydd tamaid bach yn amlach yn apelio mwy na phryd o fwyd arferol. Gall defnyddio llestri sy'n cyferbynnu â'r bwyd helpu, ac felly byddwch yn fwy tebygol o fwyta. Gall cael gwared ar bethau a allai dynnu'ch sylw wrth fwyta – diffodd y teledu, cadw'r bwrdd yn daclus, defnyddio lliain bwrdd plaen – eich helpu i ganolbwyntio ar eich bwyd. Fel gofalwr, gallwch annog unigolyn i aros yn ei sedd trwy sefydlu trefn reolaidd amser bwyd. Mae pobl sy'n bwyta ar eu pennau eu hunain yn fwy tebygol o roi'r gorau'n gynt i fwyta mor iach neu mor rheolaidd o gymharu â'r rhai sy'n bwyta gydag eraill. Rhowch ddigon o amser i'r unigolyn fwyta, gan ei annog i fod yn annibynnol heb anghofio bod bwyd poeth yn troi'n oer ac yn ddiflas.

Gallai dannedd gosod sy'n ffitio'n wael, meddyginiaethau sy'n lleihau archwaeth, a llai o weithgarwch corfforol effeithio ar eich archwaeth a'ch arferion bwyta hefyd.

Sut mae dementia yn effeithio ar fy synnwyr o deimlo?

Mae teimlo yn rhan annatod o'r profiad dynol. Mae newidiadau yn y synnwyr o deimlo yn anghyffredin mewn pobl â dementia oni bai bod ganddyn nhw gyflyrau eraill, fel diabetes. Fodd bynnag, mae pwysigrwydd teimlo yn parhau trwy gydol y salwch. Hyd yn oed mewn achosion o ddementia datblygedig, gall dal llaw neu dylino'r llaw fod yn ffordd o gadw mewn cysylltiad ag eraill pan nad oes modd sgwrsio bellach.

14

Pa symptomau eraill y gallai person â dementia eu cael?

A fydd dementia yn fy atal rhag cnoi a llyncu?

Mae'n bosibl y bydd pobl â dementia datblygedig yn anghofio cnoi ac yn cael anhawster corfforol wrth gnoi a llyncu. Gall torri bwyd yn ddarnau llai a darparu dognau llai o fwydydd mwy meddal helpu, yn ogystal â mewnbwn gan therapydd iaith a lleferydd. Fodd bynnag, efallai y daw amser pan na fydd yn ddiogel i'r unigolyn fwyta'n annibynnol. Mewn achos o'r fath, bydd angen bwydo'r unigolyn a gofyn i weithiwr meddygol proffesiynol cymwysedig am atchwanegion hylif priodol.

A fydda i'n gwlychu/baeddu fy hun?

Pobl â dementia datblygedig sydd fwyaf tebygol o wlychu neu faeddu eu hunain (anymataliaeth). Erbyn y cam hwn, gallai'r clefyd ei hun fod wedi achosi niwed uniongyrchol i'r llwybrau nerfol sy'n gysylltiedig â rheoli'r bledren a'r coluddyn. Hefyd, gall cyflyrau sy'n annibynnol ar ddementia effeithio ar y bledren a'r coluddyn, megis llid y bledren, cyhyrau'r llawr y pelfis gwan, prostad chwyddedig, a syndrom coluddyn llidus (IBS). Ar ben hynny, mae pobl â dementia datblygedig yn debygol o fod yn llai symudol, ei chael hi'n anodd dod o hyd i'r toiled neu ddweud wrth eraill bod angen y toiled arnynt, a chymryd mwy o amser i ddiosg dillad, neu'n methu diosg dillad. Yn olaf, gall anymataliaeth fod yn sgileffaith rhai meddyginiaethau.

Gwneud apwyntiad gyda meddyg yw'r cam cyntaf pan fydd anymataliaeth yn datblygu. Hefyd, gallwch wneud rhai newidiadau ymarferol gartref. Dyma rai ohonynt: sicrhau ei bod yn hawdd dod o hyd i'r toiled (gan ddefnyddio arwyddion, labeli drws, a goleuo priodol i helpu'r unigolyn i gyrraedd y toiled); sedd toiled uwch a chanllawiau; sicrhau bod y person â dementia yn gwisgo dillad sy'n hawdd eu diosg a'u gwisgo eto; symud pethau fel basgedi gwastraff o'r ystafell ymolchi a allai gael eu camgymryd am doiled.

Gallai gofyn yn rheolaidd ond yn sensitif i'r person â dementia a oes angen iddo ddefnyddio'r toiled helpu. Bydd sicrhau bod yr unigolyn yn bwyta digon o ffrwythau a llysiau ac yn yfed digon o hylif yn helpu i osgoi rhwymedd. Gall osgoi symbylyddion fel caffîn a bwydydd sbeislyd helpu i osgoi baeddu drwy anymataliaeth ysgarthol.

Mae padiau a phants anymataliaeth, cynfasau gwely rwber, a chomodau i gyd yn gymhorthion ymarferol sy'n gallu gwneud y profiad o anymataliaeth yn haws ei reoli. Pan fydd yr unigolyn allan yn y gymuned, mae'n dda gwybod ble mae'r toiledau agosaf. Yn dibynnu ar ble rydych chi'n byw, dylai fod cynlluniau fel 'allwedd RADAR' y Deyrnas Unedig ar waith – sef allwedd y gellir ei phrynu yn rhad iawn i ddatgloi cyfleusterau i bobl anabl. Mae'r cynllun hwn hefyd yn darparu ap sy'n mapio lleoliad yr holl doiledau perthnasol.

A yw dementia yn golygu 'mod i'n fwy tebygol o gwympo?

Mae cwympo yn berygl sylweddol i bobl â dementia, gan arwain o bosibl at dorri esgyrn ac anafiadau i'r pen, a hyd yn oed farwolaeth. Mae cwympo yn un o'r rhesymau cyffredin pam mae'n rhaid i rywun fynd i'r ysbyty.

Mae pobl â dementia yn fwy tebygol o gwympo oherwydd eu canfyddiad gweledol (drwy gamgymryd lled, dyfnder a phellter o bosibl), newidiadau yn y ffordd maen nhw'n cerdded, a llai o ymwybyddiaeth o beryglon posibl. Er enghraifft, rydych chi'n fwy tebygol o gwympo os ydych chi'n ofidus, yn anghyfforddus, mewn poen, neu'n rhuthro i ddefnyddio'r toiled. Gallai cyflyrau eraill fel arthritis, heintiau, amhariad ar y golwg, cyflyrau'r galon, a diabetes eich gwneud yn fwy dryslyd ac yn fwy simsan ar eich traed. Gall sgileffeithiau meddyginiaethau presgripsiwn ac alcohol gynyddu'ch risg hefyd.

Mae'n amhosibl eich atal rhag cwympo'n gyfan gwbl, ond mae modd lleihau'r risg. Dylai meddyg adolygu'ch meddyginiaeth ac, os ydych chi wedi cwympo, dylai chwilio am unrhyw anaf a nodi unrhyw achos sylfaenol. Dylech barhau i fod mor egnïol â phosibl yn gorfforol er mwyn sicrhau bod y cyhyrau'n gwywo cyn lleied â phosibl ac y gellir cynnal eich ffitrwydd. Gall ffisiotherapydd wella eich symudedd a'ch annibyniaeth, efallai trwy ymarfer corff (fel sesiynau gweithgarwch eistedd neu ymarferion cryfder a chydbwysedd) neu drwy awgrymu cymhorthion cerdded priodol. Gall therapydd galwedigaethol eich helpu i fod mor annibynnol â phosibl wrth ymgymryd â gweithgareddau bob dydd. Gallai wneud awgrymiadau ymarferol fel sicrhau nad oes unrhyw beryglon baglu yn eich cartref a gosod canllawiau bachu a gardiau gwely. Yn dibynnu ar ble rydych chi'n byw, efallai y bydd cynlluniau ar gael ar gyfer gosod system larwm. Mae systemau o'r fath yn gweithio'n awtomatig os ydych chi'n cwympo, gan eich cysylltu â llinell gymorth a all roi gwybod i'ch teulu a'r gwasanaethau brys.

15

Dementia datblygedig

Beth yw'r symptomau sy'n gysylltiedig â chyfnodau diweddarach dementia?

Mae dementia yn salwch cynyddol. Dros amser, bydd anawsterau cof tymor byr unigolyn yn gwaethygu, ond efallai y bydd ei gof tymor hwy yn parhau'n gymharol dda. Bydd ei sgiliau gwybyddol eraill yn achosi mwy o drafferth iddo, sgiliau fel canolbwyntio, cynllunio, a'i synnwyr o le ac amser. O ganlyniad, bydd yn ei chael hi'n anoddach cwblhau gweithgareddau bob dydd, a bydd angen mwy o gymorth ar yr unigolyn i siopa, coginio, gwneud gwaith tŷ, a rheoli cyllid y cartref. Yn y pen draw, bydd ymolchi a gwisgo yn mynd yn fwy heriol hefyd, a bydd angen cymorth arno.

Nes ymlaen, gall unigolyn â dementia brofi anymataliaeth (wrin, ysgarthion, neu'r ddau) ac efallai y bydd angen cymorth arno i lanhau ei hun wedyn. Yn aml, bydd ffrindiau a theulu yn darparu gofal yn ystod cyfnodau cynnar dementia. Fodd bynnag, mae'n bosibl y daw adeg pan fydd angen gofal proffesiynol.

Dros amser, mae symptomau sy'n cael eu disgrifio fel 'straen a gofid' neu 'symptomau ymddygiadol a seicolegol dementia' (sydd weithiau yn cael eu talfyrru i BPSD) yn dod i'r amlwg. Maen nhw'n cynnwys cynnwrf, ymddygiad ymosodol, gorbryder, apathi, newidiadau mewn archwaeth, bod yn ddiymatal (methu â rheoli ymddygiad amhriodol neu ddigroeso), iselder, gorfoledd, anniddigrwydd, hwyliau ansad, aflonyddwch yn ystod y nos ac, weithiau, symptomau seicotig (rhithdybiau neu rithweledigaethau). Gall y symptomau hyn fod yn gymhleth ac efallai y bydd angen triniaethau pwrpasol ar eu cyfer, sy'n cael eu disgrifio'n aml fel triniaethau 'sy'n canolbwyntio ar yr unigolyn'.

A fydd rhaid i mi symud i gartref gofal neu gartref nyrsio pan fydd y dementia'n ddatblygedig?

Fel arfer, daw amser pan nad yw pobl â dementia yn gallu byw'n ddiogel heb gymorth. Mae gan lawer ohonyn nhw deulu a ffrindiau sy'n awyddus i ddarparu cymorth ychwanegol. Fodd bynnag, weithiau mae angen mwy o ofal ar bobl na'r hyn y gall eu teuluoedd ei ddarparu. Fel arall, os yw aelod o'r teulu sy'n darparu'r rhan fwyaf o'r cymorth neu'r holl gymorth yn mynd yn sâl, efallai y bydd angen cymorth o'r tu allan.

Ar gyfer eich gofalwr

Yn aml, mae teuluoedd yn ymateb mewn ffordd gymysg i'r newid hwn; gallan nhw deimlo mai nhw ddylai fod yn gofalu am eu perthnasau. Fodd bynnag, mae'n bwysig bod yn bragmatig, derbyn na allwch chi wneud popeth, cydnabod sut mae gofalu yn effeithio ar eich iechyd a'ch lles, ac os oes angen, derbyn help.

Mae llawer o bobl yn derbyn gofal gartref, yn aml trwy eu hawdurdod lleol neu wedi'i drefnu'n breifat. Fel arfer gall gynnwys hyd at bedwar ymweliad bob dydd i helpu gyda thasgau penodol, gan gynnwys gofal personol, atgoffa'r unigolyn i gymryd ei feddyginiaeth neu oruchwylio hynny, a pharatoi prydau bwyd. Yn ogystal â'r gofal hwn, mae rhai teuluoedd yn gwneud trefniadau preifat ar gyfer glanhawyr, garddwyr neu gyfeillion gwirfoddol.

Os oes angen mwy o gymorth ar yr unigolyn yn ystod y dydd, gofal dros nos, neu os yw ei ddiogelwch mewn perygl, efallai y bydd angen iddo symud i gartref sy'n darparu gofal preswyl. Mae modd talu am becyn gofal cynhwysfawr yng nghartref yr unigolyn, ond byddai'n rhy ddrud i'r rhan fwyaf o bobl.

Mae cartrefi gofal (neu gartrefi nyrsio, yn dibynnu ar anghenion gofal penodol yr unigolyn) yn darparu gofal mewn amgylchedd cartrefol gyda staff gofal a staff nyrsio ar y safle 24 awr y dydd. Gallai cartref (neu gadwyn o gartrefi) gael ei redeg gan awdurdod lleol, elusen, neu fenter breifat. Maen nhw'n amrywio'n sylweddol o ran ansawdd y gofal sy'n cael ei ddarparu a safon eu cyfleusterau. Yng Nghymru, Arolygiaeth Gofal Cymru sy'n rheoleiddio cartrefi gofal a chartrefi nyrsio. Yn Lloegr, y Care Quality Commission sy'n rheoleiddio cartrefi gofal a chartrefi nyrsio, a'r Care Inspectorate sy'n rheoleiddio cartrefi yn yr Alban. Gallwch ddarllen adroddiadau arolygu ar-lein i'ch helpu i benderfynu pa gartref yw'r gorau i'ch perthynas. Hefyd, mae'n werth ymweld â chartrefi sydd o ddiddordeb i chi, cyfarfod â'r rheolwr a'r staff, gweld y preswylwyr, a siarad ag aelodau o'u teuluoedd o bosibl. Mae elusennau fel Age UK, Age Cymru ac Age Scotland yn cyhoeddi canllawiau ardderchog ar-lein ar bethau i'w hystyried a chwestiynau i'w gofyn.

Er na fydd pawb â dementia yn symud i gartref gofal neu gartref nyrsio o reidrwydd, mae'n tueddu i fod yn brofiad mwy cadarnhaol pan fydd pawb – gan gynnwys y sawl â dementia – wedi bod yn rhan o'r broses o ystyried y posibilrwydd ac o'r cynllunio ymlaen llaw. Yn aml, bydd y canlyniadau'n llai cadarnhaol os yw'r trefniadau'n cael eu gwneud o dan bwysau. Yn anffodus, mae llawer o bobl â dementia yn symud i ofal ar fyr rybudd, yn aml ar ôl cael eu derbyn i ysbyty, lle daw'n amlwg na fyddai'n ddiogel iddyn nhw ddychwelyd adref.

Mae'n gallu bod yn anodd i bawb pan fydd person â dementia yn symud i gartref gofal. Efallai y bydd y profiad o symud i amgylchedd anghyfarwydd yn peri gofid i'r unigolyn, yn enwedig yn ystod yr wythnosau neu'r misoedd cyntaf. Hefyd, mae'n golygu newid mawr i ffordd o fyw teuluoedd, yn enwedig os ydyn nhw wedi bod yn gyfrifol am lawer o ofal yr unigolyn ac wedi trefnu eu hamser o'i gwmpas. Gall ad-drefnu arferion a phrosesu emosiynau sy'n gwrthdaro – fel rhyddhad ac euogrwydd – a allai ddeillio o symud i gartref, gymryd amser. Fodd bynnag, yn union fel derbyn gofalwyr proffesiynol i gartref rhywun, gall y symud fod yn newid cadarnhaol. Efallai y gall aelodau'r teulu fwynhau treulio amser gyda'r unigolyn fel priod neu blentyn, gyda'r staff gofal wedyn yn canolbwyntio ar y tasgau ymarferol. Mae rhai pobl â dementia – yn enwedig y rhai a oedd yn byw ar eu pennau eu hunain o'r blaen – fel petaen nhw'n gwella dros dro ar ôl symud i ofal, oherwydd ei fod yn rhyddhad iddyn nhw o bosibl. Hefyd, bydd cael cwmni ac ysgogiad rheolaidd o fudd i lawer.

A ddylai rhywun â dementia osgoi cael ei gymryd i'r ysbyty?

Rhaid pwyso a mesur manteision posibl cymryd unigolyn i'r ysbyty yn erbyn y niwed posibl. Mae niwed i rywun â dementia yn sgil treulio amser mewn ysbyty yn cynnwys dryswch, deliriwm, ac o bosibl, dal haint. Dylid osgoi eu cymryd i'r ysbyty heb drefnu ymlaen llaw oni bai ei bod yn gwbl angenrheidiol.

Os bydd angen i rywun â dementia dreulio cyfnod yn yr ysbyty, gall amryw o bethau wneud hyn yn haws. Yn gyntaf, mae angen gwneud cymaint â phosibl i atal yr unigolyn rhag datblygu deliriwm, er enghraifft, drwy wneud yn siŵr bod ganddo ei sbectol a'i gymhorthion clyw. Yn ail, mae gan lawer o ysbytai gyfleuster sy'n cynnwys gwasanaeth dementia sy'n gallu cefnogi staff y ward a'r unigolyn â dementia. Fel arall, efallai y bydd gan dîm y ward hyrwyddwr dementia sydd â gwybodaeth benodol am gefnogi pobl â dementia yn yr ysbyty.

Yn olaf, mae rhai ysbytai yn defnyddio'r 'Cynllun Pili-Pala' sy'n nodi'n gynnil y bobl â dementia sydd angen amser ychwanegol neu gymorth amser bwyd o bosibl. Mae'r bobl hyn yn defnyddio hambwrdd bwyd o liw gwahanol fel bod staff y ward yn gwybod.

Beth yw model Newcastle?

Mae 'model Newcastle' yn nodi bod ymddygiad dan straen a gofidus unigolyn â dementia yn cyfleu 'angen heb ei ddiwallu'. Mae'r model yn pwysleisio pwysigrwydd meithrin dealltwriaeth sy'n canolbwyntio ar yr unigolyn a'i ymddygiad, dod i'w adnabod a dysgu am ei brofiadau bywyd. Bydd hyn yn digwydd trwy siarad â'r unigolyn, ei deulu a staff yn y cartref gofal neu ward yr ysbyty a chwblhau asesiadau strwythuredig. Trwy ddysgu beth sy'n bwysig i'r unigolyn, bydd tîm y ward yn ceisio deall pam mae'r sawl â dementia yn ymddwyn mewn ffordd benodol, ac yn paratoi fformwleiddiad bioseicogymdeithasol. Trafodir y fformwleiddiad hwn gyda'r staff sy'n rhoi gofal a chymorth i'r unigolyn, a chytunir ar strategaethau i ddiwallu anghenion yr unigolyn.

Beth am unedau dementia arbenigol?

Mae anghenion gofal nifer fach o bobl â dementia datblygedig yn rhy ddwys i gartref gofal neu gartref nyrsio. Yn hytrach, efallai y bydd angen iddyn nhw fynd i uned ddementia arbenigol mewn ysbyty. Ar wahân i'r ffaith eu bod wedi'u lleoli mewn ysbyty, y prif wahaniaeth rhwng yr unedau hyn a chartref gofal neu gartref nyrsio yw bod mwy o staff nyrsio. Efallai y bydd angen i rywun fynd i uned ddementia arbenigol os yw'n gweiddi'n aml ac yn uchel, yn teimlo'n ofidus wrth dderbyn gofal personol – gan ymddwyn yn ymosodol neu'n gwrthod y cymorth nes bod angen ei atal yn gorfforol – neu'n methu â rheoli ymddygiad rhywiol.

Yn y rhan fwyaf o ardaloedd, mae rhywun yn cael ei dderbyn i uned ddementia arbenigol dros dro. Yn aml, gall adolygu'r cynllun gofal a newid meddyginiaethau neu fformwleiddiadau seicolegol (fel ym model Newcastle) – ar y cyd â threigl amser a chynnydd y salwch – arwain at symptomau yn gwella neu'n cael eu datrys. Fodd bynnag, mae rhai pobl yn byw mewn uned ddementia arbenigol tan ddiwedd eu hoes.

Pam fydd drysau'n cael eu cloi o bosibl? Beth am hawliau dynol?

Mae unedau dementia arbenigol – a rhai wardiau eraill – yn cloi eu drysau er mwyn atal rhywun â dementia rhag gadael heb i neb sylwi, a chael niwed o bosibl. Mae cloi drysau yn codi pryderon am gyfyngiadau ar ryddid a hawliau dynol unigolyn.

Mae hawliau dynol rhywun â dementia sy'n byw mewn lleoliad y tu ôl i ddrysau ar glo yn destun llawer o ddadlau cyfreithiol ac academaidd. Fodd bynnag, cydnabyddir fwyfwy bod rhywun â dementia yn cael ei amddifadu o'i ryddid os nad oes ganddo alluedd i gydsynio i fod mewn lleoliad nad yw'n rhydd i'w adael. Mae angen fframwaith cyfreithiol i gyfiawnhau penderfyniad o'r fath a diogelu hawliau dynol.

Mae rhai pobl mewn lleoliadau o'r fath yn cael eu cadw o dan y ddeddf iechyd meddwl berthnasol – er enghraifft Deddf Iechyd Meddwl 2007 yng Nghymru a Lloegr, Deddf Iechyd Meddwl (Gofal a Thriniaeth) (Yr Alban) 2003, neu Orchymyn Iechyd Meddwl (Gogledd Iwerddon) 1986. Defnyddir deddfwriaeth o'r fath hefyd pan fydd angen pwerau ychwanegol eraill, megis cyfiawnhad cyfreithiol dros atal yn gorfforol er mwyn darparu gofal personol hanfodol.

Model 'Wyth Colofn' Alzheimer Scotland

Mae 'Model Wyth Colofn Cymorth Cymunedol' Alzheimer Scotland (Ffigur 15.1) yn adeiladu ar y 'Model Pum Colofn' a amlinellwyd yn gynharach.

Mae'n mynd i'r afael ag anghenion pobl â dementia cymedrol i ddatblygedig er mwyn iddyn nhw allu byw yn eu cartrefi a'u cymunedau cyhyd â phosibl a mwynhau'r ansawdd bywyd gorau. Mae'r 'Model Ymarfer Dementia Datblygedig' yn ymestyn yr Wyth Colofn ymhellach, gan ymateb i anghenion pobl yng nghyfnod mwyaf datblygedig dementia.

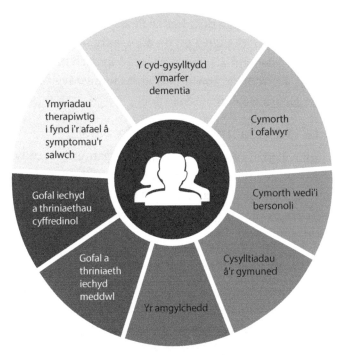

Ffigur 15.1 Model Wyth Colofn Cymorth Cymunedol Alzheimer Scotland

Yr Wyth Colofn yw:

1 Y cyd-gysylltydd ymarfer dementia

Mae dementia yn effeithio ar bob agwedd ar fywyd, a rhaid i bob agwedd ar gymorth weithio mewn cytgord i alluogi'r unigolyn i weithredu i'w lawn allu. Mae'n bwysig cael rhywun sy'n gyfrifol am sicrhau bod modd i chi dderbyn yr holl gymorth mae ei angen arnoch yn ôl yr angen. Yn yr Alban, yr unigolyn hwn yw'r cyd-gysylltydd ymarfer dementia – ymarferydd medrus penodedig. Bydd y cyd-gysylltydd hwn yn cydweithio â phawb sy'n ymwneud â'ch gofal, eich triniaeth a'ch cymorth drwy gydol eich taith.

2 Ymyriadau therapiwtig i fynd i'r afael â symptomau dementia

Gall amrywiaeth o ymyriadau therapiwtig helpu'r amhariadau gwybyddol, y cyfyngiadau gweithredol, a'r problemau ymddygiad sy'n cael eu hachosi gan ddementia: mae synnwyr o realiti, therapi hel atgofion, therapi ysgogi gwybyddol, a therapi dilysu yn ceisio oedi cynnydd dementia, helpu pobl i ymdopi, byw mor annibynnol â phosibl, a gwella ansawdd bywyd. Mae meddyginiaeth i drin symptomau'r salwch yn ymyriad arall.

3 Gofal iechyd a thriniaethau cyffredinol

Bydd adolygiadau meddygol rheolaidd – gan eich meddyg teulu fel arfer – yn helpu i sicrhau bod unrhyw broblemau iechyd neu salwch yn cael eu canfod yn gynnar a'u trin yn briodol. Mae cynnal a chadw lles ac iechyd corfforol cyffredinol yn gallu gwella ansawdd eich bywyd.

4 Gofal a thriniaeth iechyd meddwl

Bydd adolygiadau iechyd meddwl rheolaidd yn helpu i nodi unrhyw broblemau, hybu lles, a thrin salwch. Gall seiciatryddion, seicolegwyr, nyrsys, a gweithwyr proffesiynol perthynol i iechyd asesu, gwneud diagnosis, a darparu triniaeth briodol. Hefyd, gallan nhw helpu eich teulu a'ch gofalwyr i addasu i newid ac ymdopi ag ef, yn enwedig newid sy'n gysylltiedig â symptomau ymddygiad.

5 Cymorth wedi'i bersonoli

Mae angen cymorth wedi'i bersonoli a chymorth hyblyg er mwyn helpu i sicrhau eich bod yn cadw eich annibyniaeth, eich dinasyddiaeth, a'ch hawl i gymryd rhan mewn cymdeithas.

6 Cymorth i ofalwyr

Gall eich teulu a'ch gofalwyr elwa ar addysg, hyfforddiant sgiliau, strategaethau ymdopi, a chymorth gan gymheiriaid. Dylid ystyried eu hiechyd a'u lles yn annibynnol ar eich iechyd a'ch lles chi, gan gynnwys eu hiechyd cyffredinol a'u hiechyd meddwl, unrhyw angen am seibiant o ofalu, a'r hawl i gadw a sefydlu eu cysylltiadau cymdeithasol eu hunain.

7 Yr amgylchedd

Gall mynd ati'n rhagweithiol i nodi addasiadau i amgylchedd eich cartref eich helpu i barhau i fyw yn y gymuned. Gall cymhorthion, newidiadau i gynllun rhywle, a thechnoleg gynorthwyol eich helpu i aros yn annibynnol a'i gwneud hi'n haws darparu gofal a chymorth gartref.

8 Cysylltiadau â'r gymuned

Bydd ansawdd eich bywyd, yn ogystal ag ansawdd bywyd eich teulu a'ch gofalwyr, yn cael ei wella trwy gyswllt parhaus â'ch rhwydweithiau cymdeithasol presennol a thrwy sefydlu cyfleoedd ar gyfer cymorth gan gymheiriaid – cyfarfod ag eraill sydd mewn sefyllfa debyg i chi. Mae'r dull gweithredu hwn hefyd yn manteisio'n llawn ar y cymorth sydd gennych chi eisoes o'ch cwmpas – er enghraifft, perthnasau eraill, ffrindiau a chymdogion. Hefyd, bydd yn eich helpu i aros yn annibynnol am gyfnod hwy.

16

Sut galla' i fyw'n dda gyda dementia?

Ai 'fi' ydw i o hyd os ydw i'n cael diagnosis o ddementia?

Mae cynnydd dementia yn golygu y bydd rhai pethau'n newid yn anorfod – y pethau rydych chi'n mwynhau eu gwneud, sut rydych chi'n mynegi eich hun, sut rydych chi'n uniaethu ag eraill, a sut rydych chi'n ymateb i'ch profiadau amrywiol ac yn teimlo amdanyn nhw. Fodd bynnag, os ydych chi'n cael y cymorth cywir a'r ddealltwriaeth gywir, gallwch barhau i fynegi dewisiadau a mwynhau'ch diddordebau, er y gallai'r broses fod yn wahanol i'r hyn oedd hi cynt. Efallai y bydd eich diddordebau yn newid wrth i chi ddarganfod dewisiadau newydd neu ddechrau cysylltu â phobl a lleoedd mewn ffyrdd newydd, fel y 'fi' yr ydych chi bellach. Ond yr un person ydych chi o hyd.

A ddylwn i ddweud wrth bobl eraill am y diagnosis? Fydd pobl yn dal i 'nerbyn i?

Mae'r cyhoedd yn fwy ymwybodol o ddementia nag erioed o'r blaen, yn rhannol oherwydd bod y cyflwr yn gyffredin iawn erbyn hyn. Mae dementia gan tua 1 o bob 14 o bobl 65 oed ac yn hŷn yn y Deyrnas Unedig – ac 1 o bob 3 dros 90 oed. O ganlyniad, mae llawer o deuluoedd yn adnabod rhywun sy'n byw gyda dementia. Wrth i ddisgwyliad oes cyfartalog ledled y byd barhau i gynyddu, felly hefyd y bydd nifer y bobl sy'n cael eu heffeithio gan ddementia.

Mae llawer o gymunedau wedi datblygu cynlluniau 'sy'n deall dementia' neu 'sy'n cynnwys pobl â dementia'. Nod y cynlluniau hyn yw addysgu cynifer o bobl â phosibl am natur dementia, yr heriau sy'n deillio ohono, a sut i gynorthwyo pobl sy'n byw gyda'r clefyd yn eu bywydau bob dydd. Hefyd, gall unigolion fod yn 'Gyfeillion Dementia' (www.dementiafriends.org.uk) er mwyn dysgu mwy a dangos eu cefnogaeth.

O ganlyniad, mae'r stigma hirhoedlog sy'n gysylltiedig â dementia yn lleihau, ac fel arfer bydd pobl sy'n byw gyda'r clefyd yn gallu parhau i gymryd rhan weithredol yn eu cymunedau am gyfnod hwy. Mae llawer o siopau a lleoliadau cyhoeddus eraill wedi addasu eu hamgylcheddau ffisegol er mwyn bod yn hygyrch. Yn aml, mae gweithwyr cyflogedig yn fwy ymwybodol o'r heriau posibl sy'n wynebu person â dementia ac yn teimlo'n fwy hyderus i gynnig cymorth sensitif a gwybodus.

O ganlyniad, mae llawer o bobl â dementia yn teimlo'n fwy parod i fod yn agored am eu diagnosis. Os ydych chi'n dweud wrth bobl am eich diagnosis, ni ddylai hynny olygu y bydd eich teulu a'ch cymuned yn eich cau allan. Ni ddylai dweud wrth bobl chwaith olygu eich bod yn cael eich trin yn wahanol, mewn ffyrdd sy'n cyfyngu ar eich annibyniaeth yn ddiangen, neu'n eich trin mewn ffordd nawddoglyd. I'r gwrthwyneb, gall dweud wrth bobl am eich diagnosis eu helpu i ddeall eich profiad a siarad â chi am sut y gallan nhw eich cefnogi.

Beth os nad yw fy nheulu yn derbyn y diagnosis?

Yn union fel y gallai fod yn anodd i rywun sy'n cael diagnosis ddod i delerau â'r newyddion, gall fod yn anodd i berthnasau dderbyn bod dementia ar eu hanwylyd. Yn ogystal â'r holl symptomau heriol, gallai'r berthynas rhyngoch chi a'ch perthnasau newid. Efallai y byddwch chi'n mynd yn llai chwilfrydig ac ymatebol, ac yn dangos llai o empathi. Beth bynnag yw hyd neu natur perthynas, bydd rhai elfennau sy'n ei diffinio yn newid dros amser.

Gallai fod yn ddefnyddiol siarad yn agored am eich diagnosis a sut rydych chi a'r bobl bwysig yn eich bywyd yn teimlo amdano. Ewch ati i chwilio am wybodaeth i ddeall eich cyflwr a dysgu sut gall pawb yr effeithir arnynt addasu i newidiadau ac ymdopi â nhw. Gallwch gael cyngor a chymorth gan eich elusen dementia leol.

Beth os nad yw fy nheulu a'm ffrindiau yn gwybod sut i helpu?

Efallai y bydd teulu a ffrindiau yn ei chael hi'n anodd derbyn newidiadau yn eu perthynas â chi. Efallai y byddan nhw'n poeni y bydd angen iddyn nhw ysgwyddo cyfrifoldebau newydd. Mae'n bosibl y bydd cyfathrebu'n fwy heriol, ac na fydd amser yng nghwmni eich gilydd yn rhoi cymaint o foddhad. Efallai na fydd rhai pobl yn sicr am y pethau y gallwch chi eu gwneud o hyd neu beth y dylech chi a nhw ei wneud gyda'ch gilydd. Bydd eraill efallai'n dal i gredu'r syniadau hen ffasiwn bod dementia yn heintus. Gall stigma o'r fath olygu bod pobl yn cadw draw.

Os yw'ch teulu a'ch ffrindiau yn cadw draw, bydd mwy o berygl i chi deimlo'n ynysig. Yn ei dro, gall teimlo'n ynysig effeithio ar eich iechyd meddwl chi ac iechyd meddwl eich gofalwyr, gall arwain at brofiad gwaeth o ddementia, ac effeithio ar eu gallu i barhau i'ch cefnogi.

Ar y llaw arall, gall treulio amser gyda'ch teulu a'ch ffrindiau wella ansawdd eich bywyd yn fawr. Hefyd, gall cael seibiant neu wneud pethau gyda phobl eraill fod yn llesol i'ch gofalwr.

Os yw'n anodd treulio amser gyda'ch teulu a'ch ffrindiau, gallan nhw barhau i fod yn gefnogol trwy nôl bwyd neu gasglu presgripsiynau, paratoi prydau bwyd, neu helpu gyda ffurflenni a chyllid. Mae'n bosibl y bydd eich gofalwr yn treulio llawer o amser ac egni yn gwneud y gweithgareddau hyn, ac yn teimlo'n euog am beidio â chanolbwyntio cymaint ar eich cefnogi. Weithiau, y cwbl mae ei angen ar aelodau'r teulu a ffrindiau yw gwahoddiad i helpu ac arweiniad ar hyn y gallan nhw ei wneud i helpu!

Beth galla i ei wneud i gynllunio i'r dyfodol a chael rheolaeth dros fy newisiadau yn y dyfodol?

Mae dementia yn salwch cynyddol, a bydd y rhan fwyaf o bobl yn cyrraedd cyfnod pan na fyddan nhw'n gallu gwneud rhai penderfyniadau drostyn nhw eu hunain mwyach. Fodd bynnag, mae profiadau pawb o ddementia yn wahanol. I rai, bydd pethau'n symud ymlaen yn araf iawn, ond i eraill, bydd y salwch yn datblygu'n gynt. Gallwch gynllunio ar gyfer y dyfodol mewn sawl ffordd:

Atwrneiaeth

Yn y rhan fwyaf o ardaloedd, gallwch enwebu un neu fwy o bobl rydych chi'n ymddiried ynddyn nhw i wneud penderfyniadau ar eich rhan yn y dyfodol os na allwch chi wneud penderfyniadau o'r fath drosoch chi eich hun. Gall atwrneiaeth gwmpasu materion ariannol, eiddo a phenderfyniadau lles (gan gynnwys pa fath o ofal dylech chi ei dderbyn a ble dylech chi fyw). Bydd y cyfreithiwr sy'n sefydlu atwrneiaeth yn eich helpu i nodi'r pwerau cywir ar gyfer eich sefyllfa. I enwebu atwrneiaeth mae'n rhaid i chi fod â galluedd cyfreithiol i wneud penderfyniadau. Os nad yw hyn yn glir, efallai y bydd eich cyfreithiwr am ofyn i'ch meddyg am ei farn.

Yn y lle cyntaf, mae'r pwerau rydych chi wedi'u pennu wedi'u cofrestru ac nid oes ganddyn nhw unrhyw rym cyfreithiol nes eu bod wedi'u 'hactifadu'. Fel arfer, bydd hyn yn digwydd pan na allwch chi wneud y penderfyniadau drosoch eich hun. Ar ôl actifadu'r broses, mae gan y person neu'r bobl rydych chi wedi'u henwebu y pwerau cyfreithiol i wneud penderfyniadau fel pe baech chi'n gwneud y penderfyniadau eich hun. Am y rheswm hwn, mae'r penderfyniadau'n destun craffu i sicrhau eu bod er eich budd chi.

Er bod gennych chi'r galluedd i sefydlu atwrneiaeth, mae'n bosibl y byddwch chi'n ansicr am wneud hynny. I rai pobl â dementia, mae'n teimlo fel cam arall mewn proses barhaus o golli rheolaeth.

Ar gyfer eich gofalwr

Fel gofalwr, efallai y bydd cyflwyno'r syniad yn raddol a disgrifio enghreifftiau cadarnhaol o sut mae atwrneiaeth wedi bod o fudd i eraill yn eich helpu. Mae gan lawer o bobl iau, a phobl heb ddementia, atwrneiaeth hefyd. Nid oes neb yn gwybod beth sy'n mynd i ddigwydd mewn bywyd, ac efallai y bydd angen atwrneiaeth yn annisgwyl. Os ydych chi'n mynd i fod yn atwrnai ond heb yr un ddogfen gyfreithiol wedi'i sefydlu ar eich cyfer, efallai y byddai'n werth chweil i chi awgrymu eich bod yn mynd trwy'r broses gyda'ch gilydd. Hefyd, gallai egluro ei bod hi'n bosibl mai rhywun sydd ddim yn adnabod y person â dementia fydd yn gwneud y penderfyniadau drosto yn y dyfodol oni bai bod atwrneiaeth yn cael ei sefydlu.

Os ydych chi'n gwrthod sefydlu atwrneiaeth neu os nad oes gennych chi'r galluedd i wneud hynny, gallwch wneud cais am warcheidiaeth neu *conservatorship* os bydd angen pwerau cyfreithiol arnoch yn y dyfodol. Mae'r pwerau hyn yn cyflawni'r un nod ag atwrneiaeth ond maen nhw'n brosesau drutach a hwy sy'n arwain yn y pen draw at orchymyn llys sy'n rhoi'r pwerau cyfreithiol.

Datganiad ymlaen llaw/ewyllys fyw

Gallwch nodi'ch meddyliau a'ch dymuniadau ar gyfer y dyfodol mewn datganiad ymlaen llaw, cyfarwyddeb ymlaen llaw, neu ewyllys fyw. Gall y ddogfen hon fod yn fwy ffurfiol neu'n llai ffurfiol yn dibynnu ar eich lleoliad a'ch dewisiadau. Yn yr Alban, er enghraifft, gallwch chi lunio datganiad ymlaen llaw i bennu sut y byddai'n well gennych chi gael eich trin pe baech chi'n mynd yn sâl a heb alluedd i benderfynu bryd hynny. Mae'r datganiad yn cael ei dystio a'i gadw yn eich cofnodion meddygol a gyda'r cyrff cyfreithiol perthnasol. Mae'n rhaid i'r meddygon sy'n eich trin gyflawnhau unrhyw driniaeth sy'n mynd yn groes i'ch datganiad ymlaen llaw. Nid yw'r datganiad yn gwarantu y cewch chi'ch trin fel rydych chi wedi nodi, ond mae'n sicrhau y bydd eich barn yn cael ei hystyried.

Yn llai ffurfiol, gallwch ysgrifennu datganiad ymlaen llaw neu ewyllys fyw, gan fynegi eich barn gyffredinol am eich gofal a'ch triniaeth yn y dyfodol. Fodd bynnag, mae'n bwysig cofio y gallech deimlo'n wahanol am eich dymuniadau yn y dyfodol o gymharu â sut rydych chi'n teimlo amdanyn nhw nawr. Er enghraifft, gallech deimlo y byddai'n amhosibl byw gyda dementia datblygedig. Er bod dementia yn salwch hynod heriol, gall llawer o bobl sy'n byw gyda dementia – hyd yn oed dementia datblygedig – gael ansawdd bywyd rhagorol.

A yw diagnosis o ddementia yn golygu bod yn rhaid i mi roi'r gorau i ...?

Ofn yw un o'r rhesymau pam mae pobl sydd â symptomau dementia yn oedi cyn cael asesiad. Mae ofn yn deillio'n rhannol o gamddealltwriaeth eang am ddementia. Mae portreadau gorsyml yn y cyfryngau o bobl yn 'dioddef' o ddementia – sy'n awgrymu bywyd o boen ac erledigaeth – yn anwybyddu'r cynnydd enfawr mewn dealltwriaeth sydd wedi gwella profiad pobl o fyw gyda'r salwch. Mewn geiriau eraill, mae'n bosibl 'byw'n dda' gyda dementia, er gwaethaf heriau anochel. O dipyn i beth, mae canfyddiadau'n newid, ac mae llawer mwy o raglenni teledu ac erthyglau papur newydd gwybodus yn adlewyrchu'n well brofiadau amlweddog pobl â dementia.

Mae'r tri chwestiwn canlynol yn ymdrin â rhai ofnau cyffredin am effeithiau cael diagnosis o ddementia.

A fydda i'n colli fy swydd?

Er bod y rhan fwyaf o bobl sy'n cael diagnosis o ddementia yn hŷn na'r oedran ymddeol, mae nifer cynyddol o bobl yn cael diagnosis o ddementia 'cynnar' neu ddementia 'oedran gweithio'. Yn y Deyrnas Unedig, mae cyflogwyr dan rwymedigaeth gyfreithiol i archwilio addasiadau rhesymol ac ymarferol fel y gall person â dementia barhau i weithio. Yn dibynnu ar natur y rôl benodol, rhaid ystyried addasiadau i dasgau, yr amgylchedd gwaith ac oriau gwaith. Hefyd, dylai cyflogwyr addysgu eu gweithlu ehangach i gynyddu ymwybyddiaeth a dealltwriaeth. Dylai cyflogwyr fabwysiadu agwedd sensitif ac adeiladol nad yw'n gwahaniaethu'n uniongyrchol nac yn anuniongyrchol yn erbyn y person â dementia. Os ydych chi'n cael diagnosis o ddementia ac yn dal i weithio, dylech siarad â'ch cyflogwr am eich cynlluniau gwaith.

Os ydych chi'n cael diagnosis o ddementia a'ch bod yn iau na 65 oed, mae'n debygol y bydd gennych chi set wahanol o gyfrifoldebau na rhywun sy'n cael diagnosis yn hwyrach mewn bywyd. Ynghyd â gweithio o bosibl, gall fod gennych chi forgais neu'ch bod yn gofalu am blant neu berthnasau hŷn. Gan fod dementia yn cael ei ystyried i raddau helaeth yn glefyd pobl hŷn, mae pobl iau â dementia yn wynebu mwy o stigma a gwahaniaethu yn aml. Gall agweddau cymdeithasol ('Nid oes dementia arnoch chi os ydych chi'n dal i allu gwneud pethau') a mynediad at wasanaethau arbenigol achosi problemau. Gallai gwasanaethau arbenigol o'r fath fod yn llai buddiol i bobl iau oherwydd eu bod wedi'u cynllunio ar gyfer pobl o genhedlaeth arall, sy'n uniaethu â chyfeiriadau diwylliannol gwahanol, ac a allai fod yn fwy eiddil yn gorfforol.

Mae llawer o sefydliadau sy'n darparu cymorth i bobl â dementia wedi datblygu gwasanaethau sy'n ystyried yr amgylchiadau unigryw sy'n debygol o wynebu pobl sy'n cael diagnosis pan yn iau. Mae gwasanaethau o'r fath yn rhoi cyfle i'r person â dementia a'i deulu gyfarfod â phobl sy'n addasu i newidiadau tebyg mewn bywyd.

A fydd rhaid i mi roi'r gorau i yrru?

Yn union fel gyda pharhau i weithio, nid yw diagnosis o ddementia yn golygu bod yn rhaid i chi roi'r gorau i yrru. Fodd bynnag, gall dementia effeithio ar y sgiliau mae eu hangen i yrru'n ddiogel – megis canolbwyntio a sylwi, amser adweithio, amldasgio, cofio, a gwneud penderfyniadau. Felly, daw amser pan ddylech chi roi'r gorau i yrru. Mae'n bwysig bod yn ymwybodol o'ch galluoedd gyrru a rhoi'r gorau iddi cyn bod yn anniogel.

Gall meddwl am roi'r gorau i yrru fod yn fater emosiynol. Yn ogystal â bod yn weithred ymarferol, mae gyrru hefyd yn cynrychioli rheolaeth ac annibyniaeth. Mae'n bosibl y bydd pobl na allan nhw gofio neu dderbyn eu diagnosis yn ymateb yn wael wrth gael gwybod bod yn rhaid iddyn nhw roi'r gorau i yrru, gan gredu y gallan nhw barhau i yrru'n ddiogel. Ar y llaw arall, bydd rhai'n ildio eu trwydded yn wirfoddol oherwydd eu bod yn gwybod am y risgiau posibl iddyn nhw eu hunain ac i eraill.

Mae'n ofyniad cyfreithiol i chi neu'ch teulu hysbysu'r awdurdod trwyddedu gyrru perthnasol am y diagnosis cyn gynted â phosibl. Yn y Deyrnas Unedig, gallwch wynebu dirwy sylweddol neu gael eich arestio am beidio â datgelu'r wybodaeth hon. Hefyd, mae'n rhaid i chi roi gwybod i'ch cwmni yswiriant am eich diagnosis neu gallai'r cwmni ddirymu eich yswiriant.

Wrth roi gwybod am eich diagnosis, bydd angen i chi rannu gwybodaeth feddygol berthnasol a fydd yn cael ei defnyddio gan yr awdurdod trwyddedu i benderfynu a yw hi'n ddiogel i chi yrru. Bydd yr awdurdod trwyddedu yn cymryd un o'r camau canlynol: cyhoeddi trwydded dros dro; dirymu eich trwydded ar unwaith; gofyn am ragor o wybodaeth feddygol; neu nodi bod angen i chi gwblhau asesiad gyrru arbenigol ar y ffordd cyn gwneud penderfyniad terfynol.

Os ydych chi'n cael caniatâd i barhau i yrru, gallwch gadw eich hun ac eraill mor ddiogel â phosibl trwy: yrru'n rheolaidd ac am gyfnodau byr yn unig ar ffyrdd cyfarwydd yn ystod oriau golau dydd; osgoi tagfeydd; ac osgoi pethau a allai dynnu eich sylw, fel gwrando ar y radio neu gerddoriaeth.

Ar gyfer eich gofalwr

Fel gofalwr, gallwch gefnogi person sy'n gorfod rhoi'r gorau i yrru trwy wrando ar ei bryderon a'u cydnabod. Dylech ailadrodd bod angen i'r person roi'r gorau i yrru, gan nodi'n glir mai ei salwch yw'r rheswm am hyn ac nad yw'n adlewyrchu ei allu blaenorol fel gyrrwr. Dylech siarad am ddulliau teithio eraill – bysiau, tacsis, neu ddarparwyr trafnidiaeth arbenigol – yn ogystal â manteision posibl rhoi'r gorau i yrru: llai o straen, arbed arian, a chyfle i wneud mwy o ymarfer corff ac efallai gyfarfod ag eraill. Efallai y bydd angen cymryd allweddi'r cerbyd, gwerthu'r cerbyd neu ei roi i rywun arall er mwyn osgoi peri gofid i'r unigolyn o weld y cerbyd wedi'i barcio y tu allan.

Bydd rhai pobl â dementia yn parhau i yrru heb drwydded ddilys, a allai fod yn beryglus ac achosi gofid i'w deulu a'u ffrindiau. O dan yr amgylchiadau hyn, rhaid i'r teulu gysylltu â'r awdurdod trwyddedu, a fydd yn rhoi gwybod i'r heddlu lleol am y sefyllfa. Gall meddyg yr unigolyn dorri cyfrinachedd meddygol a chysylltu â'r awdurdod trwyddedu os yw ei glaf wedi gwrthod rhoi'r gorau i yrru a'i fod yn peryglu eraill trwy barhau i yrru.

A fydd rhaid i mi roi'r gorau i wneud y pethau rwy'n eu mwynhau?

Mae parhau i wneud y pethau rydych chi'n eu mwynhau yn hanfodol i fyw'n dda gyda dementia. Ar ôl cael diagnosis, mae'n bosibl y bydd angen i chi dderbyn bod eich sefyllfa wedi newid. Fodd bynnag, roedd y symptomau a arweiniodd at eich asesiad eisoes yn bresennol y tro diwethaf y gwnaethoch chi ganu gyda'r côr, ymweld â'r oriel gelf, neu fynd i siopa. Ni wnaeth y symptomau eich atal chi rhag mwynhau'r profiadau hyn. Gall bywyd barhau wrth i chi addasu i'r presennol a meddwl ymlaen i'r dyfodol.

Label clinigol ar gyfer eich symptomau yw'r diagnosis o ddementia. Mae'n helpu i esbonio beth sy'n digwydd, pam mae'n digwydd, a beth allai ddigwydd dros y misoedd a'r blynyddoedd i ddod. Mae cael diagnosis yn bwysig er mwyn eich helpu chi ac eraill i ddeall y cyflwr a gwneud addasiadau dros amser er mwyn gallu byw yn dda gyda dementia er gwaethaf heriau'r dyfodol. Hefyd, mae diagnosis yn eich galluogi i gael mynediad at wasanaethau a chymorth priodol. Po gynhara' cewch chi'ch diagnosis, mwya'n byd o wybodaeth a gallu fydd gennych chi i wneud penderfyniadau, sy'n golygu y bydd gennych chi fwy o ddylanwad dros eich dyfodol. Hefyd, mae meddyginiaethau a thriniaethau fwyaf effeithiol gorau po gyntaf y byddwch yn eu cychwyn.

Ar yr un pryd, bydd llawer o bobl sy'n cael diagnosis o ddementia yn gynnar eisiau osgoi gwasanaethau arbenigol ac unrhyw beth sydd wedi'u labelu fel darpariaeth ar gyfer 'pobl sy'n byw gyda dementia'. Efallai y byddwch chi'n cymryd meddyginiaeth bresgripsiwn ac yn gweld nyrs yn rheolaidd ond yn parhau i fwynhau eich galwedigaeth, diddordebau a hobïau arferol. Wrth i amser fynd yn ei flaen, ac wrth i'ch symptomau gael mwy o effaith ar eich bywyd bob dydd, efallai y byddwch chi eisiau cyngor, gwybodaeth a chymorth arbenigol. Fel arall, efallai y byddwch chi'n gallu sicrhau cydbwysedd rhwng parhau i fwynhau eich diddordebau presennol, ceisio cymorth, a chyfarfod â phobl eraill â dementia trwy grwpiau a gweithgareddau.

Nid oes unrhyw ddewis cywir neu anghywir, ond mae parhau i wneud yr hyn sy'n normal ac yn ystyrlon i chi – er gwaethaf eich diagnosis – yn hanfodol i fyw'n dda gyda dementia.

17

Pa newidiadau dylwn i eu gwneud yn fy mywyd bob dydd?

A fydd mabwysiadu agwedd feddyliol gadarnhaol yn gymorth i mi?

Dywedodd rhywun â dementia wrth Michael unwaith mai'r peth hawsaf i'w wneud ar ôl cael ei diagnosis fyddai rhoi'r ffidil yn y to. Gallai fod wedi rhoi'r gorau i gyfarfod â ffrindiau, gofalu am ei chi a'i thŷ, mynd ar wyliau, a rhoi cynnig ar bethau newydd. Fodd bynnag, roedd hi'n gwybod y byddai gwneud hynny – 'cefnu ar fywyd' yn ei geiriau hi – wedi arwain at brofiad gwaeth o lawer o fyw gyda dementia.

Er mwyn ei helpu i aros yn bositif, byddai'n priodoli'r heriau a wynebai i ddementia – gan feio'r dementia, nid hi ei hun, os oedd hi'n gwneud camsyniad, er enghraifft. Trwy wneud hynny, roedd hi'n teimlo ei bod hi'n cadw rheolaeth dros y clefyd. Roedd hi'n gwybod na fyddai'r effaith hon yn para am byth. Ond eto, trwy fabwysiadu agwedd feddyliol gadarnhaol – a dewis parhau i fyw ei bywyd i'r eithaf – roedd hi'n gobeithio y byddai'n arafu datblygiad ei dementia.

Ni fydd gan rai pobl â dementia y ddirnadaeth na'r gwytnwch i fabwysiadu'r agwedd hon. Yn hytrach, gall aelodau'r teulu a ffrindiau helpu i greu arferion cadarnhaol, gan gynnwys pethau i edrych ymlaen atyn nhw bob dydd. Trwy fod yn gadarnhaol, ymateb i anghenion unigol, a bod yn ymwybodol o sut maen nhw'n cyfathrebu, gall gofalwyr helpu person â dementia i barhau i fwynhau profiadau ystyrlon a chael iechyd meddwl da.

A oes manteision i ddilyn trefn neu rwtîn arferol?

Mae'r rhan fwyaf o bobl yn byw yn ôl set o arferion – o'r adeg pan fyddwn ni'n deffro i'r adeg pan fyddwn ni'n mynd yn ôl i'r gwely. Yn aml rydyn ni'n bwyta, yn gweithio, yn gwneud ymarfer corff ac yn cymdeithasu ar yr un pryd ac yn yr un mannau. Rydyn ni'n gwerthfawrogi trefn arferol oherwydd ei natur ragweladwy a chyfarwydd sy'n ein helpu i deimlo mewn rheolaeth. Hefyd, rydyn ni'n hoffi cael seibiant o'n trefn arferol bob hyn a hyn: mynd allan am bryd o fwyd yn hytrach na choginio; cerdded llwybr gwahanol; mynd ar wyliau. Mae'r patrymau a'r rhythmau dyddiol hyn yn dda i'n lles meddyliol.

Gall dilyn trefn neu rwtîn arferol helpu i gyfyngu ar effaith colli cof tymor byr, y dirywiad yn y gallu i ganolbwyntio, a cholli synnwyr o le ac amser. Hefyd, gall trefn arferol leihau gorbryder am y newidiadau sy'n effeithio arnoch chi, a'ch helpu i deimlo'n fwy diogel. Gall hefyd helpu i leihau ansicrwydd a straen yn eich bywyd bob dydd a gwella cyfathrebu a'ch perthynas â'ch teulu a'ch ffrindiau.

Bydd trefn arferol dda yn cynnwys cadw at amseroedd rheolaidd ar gyfer codi a mynd i'r gwely, bwyta a gwneud ymarfer corff, gan neilltuo digon o amser i bob gweithgaredd a chynnwys eich diddordebau. Bydd hefyd yn hyblyg, yn cynnwys amser i orffwys ac yn ystyried yr adegau pan fyddwch chi'n fwyaf effro ac abl. Er enghraifft, efallai y bydd profiadau sy'n achosi mwy o straen i chi (fel siopa) yn haws yn gynharach yn y dydd, pan fyddwch chi'n llai blinedig.

Ydy'r hyn rwy'n ei fwyta a'i yfed yn effeithio ar fy mhrofiad o ddementia?

Wrth i ddementia ddatblygu, mae'n mynd yn fwy anodd i lawer o bobl fwyta'n dda ac yfed digon i'w hydradu. Gall deiet gwael a dadhydradu arwain at lawer o ganlyniadau: gallech weld eich bod yn magu neu'n colli pwysau, bod cyflyrau iechyd eraill yn dechrau neu'n gwaethygu (diabetes, clefyd cardiofasgwlaidd ac ati), rhwymedd, heintiau'r llwybr wrinol, hwyliau isel, a diffyg egni.

Dyma rai o'r heriau mwyaf cyffredin sy'n gysylltiedig â bwyta ac yfed yn sgil dementia, a rhai ymatebion posibl:

- **Blas ac archwaeth yn newid.** Gall dementia effeithio ar eich blasbwyntiau. Mae'n bosibl y bydd yn well gennych chi flasau penodol ac y bydd angen i chi addasu'ch deiet i barhau i fwyta bwydydd maethlon.
- **Colli cof.** Efallai y byddwch chi'n anghofio bwyta neu'n gorfwyta am nad ydych chi'n cofio eich bod chi eisoes wedi bwyta. Os ydych chi'n byw ar eich pen eich hun heb unrhyw gymorth gyda phrydau bwyd, gallech ddefnyddio ffôn clyfar neu gynorthwy-ydd digidol (fel Alexa gan Amazon) i'ch atgoffa i fwyta. Gallech gofnodi pryd a beth rydych chi wedi'i fwyta bob dydd. Gallai fod yn ddefnyddiol gosod poteli dŵr yn y mannau rydych chi'n treulio'r rhan fwyaf o'ch amser gartref.
- **Anawsterau cyfathrebu.** Gallai fod yn fwy anodd i chi ddweud os ydych chi'n llwglyd neu'n sychedig. Gall dilyn trefn arferol eich helpu i fwyta prydau ar adegau rheolaidd. Os ydych chi'n byw gyda'ch gofalwr neu'n cael cymorth arall, gall yr unigolyn hwn ofyn o bryd i'w gilydd a oes arnoch eisiau rhywbeth i'w fwyta neu yfed. Hefyd, mae'n bosibl y bydd yr unigolyn hwn yn sylwi ar batrymau yn eich ymddygiad sy'n dangos bod chwant bwyd arnoch chi.
- **Canfyddiad gweledol.** Mae'n bosibl na fyddwch chi'n gallu adnabod bwyd fel bwyd. Mae arbrofion wedi dangos bod platiau a chyllyll a ffyrc coch nid yn unig yn rhoi'r cyferbyniad lliw gorau gyda'r rhan fwyaf o fwydydd – gan helpu pobl i adnabod bwyd – ond eu bod hefyd yn tynnu sylw ac yn hybu archwaeth. Wrth fwyta gyda phobl eraill, gallen nhw ddisgrifio'r hyn sydd ar eich plât (a'ch cyllyll a ffyrc, gwydryn, ac ati) er mwyn lleihau'r tebygolrwydd y byddwch chi'n camgymryd un peth am rywbeth arall.
- **Trin a thrafod.** Gall trin cyllyll a ffyrc, a thorri a symud bwyd i'r geg fynd yn fwy cymhleth. Efallai y byddai'n werth chweil

prynu cyllyll a ffyrc sydd wedi'u haddasu neu fwyta mwy o fwydydd bys a bawd, neu gallai pobl eraill ddangos i chi sut i ddefnyddio offer bwyta neu roi cymorth i chi.

- **Diffyg canolbwyntio.** Efallai y byddwch chi'n teimlo'n aflonydd ac yn ei chael hi'n anodd eistedd yn ddigon hir i orffen pryd o fwyd. Gallai mynd am dro cyn pryd bwyd helpu gyda hyn ac osgoi defnyddio pethau sy'n tynnu sylw wrth i chi fwyta, fel y teledu neu'r radio. Gallai bwyta gyda phobl eraill lle y bo hynny'n bosibl eich helpu i ganolbwyntio hefyd. Mae angen canolbwyntio llai wrth fwyta bwydydd hawdd eu bwyta.

- **Anhawster cnoi a llyncu.** Mae'n bosibl y bydd eich gallu i gnoi a llyncu yn awtomatig yn llai cyson wrth i ddementia effeithio ar y rhannau o'r ymennydd sy'n gyfrifol am hynny. Mewn sefyllfa o'r fath, bydd angen help pobl eraill arnoch chi. Gallan nhw eich annog i gnoi a llyncu. Mae angen ystyried y math o fwyd sy'n cael ei ddarparu, gan osgoi rhoi gormod o fwyd yn eich ceg ar y tro. Dylech ofyn am gyngor a chymorth gan therapydd iaith a lleferydd.

- **Gofal gwael o'r geg.** Gall gofalu am iechyd y geg eich helpu i osgoi heintiau yn y geg neu'r deintgig, cynnal y gallu i fwyta, a gwella blas. Dylech frwsio'ch dannedd (neu lanhau eich dannedd gosod) ddwywaith y dydd, a chael archwiliadau deintyddol rheolaidd.

Pa mor bwysig yw cysgu'n dda?

Mae llawer o bobl â dementia yn siarad am gael 'diwrnodau da a diwrnodau gwael' a'r ffaith na allan nhw ragweld pa fath o ddiwrnod sydd o'u blaenau. Un ffactor allweddol posibl yw faint o gwsg ac ansawdd y cwsg a gawson nhw'r noson gynt. Gall llawer o bethau effeithio ar eich cwsg:

- newidiadau i gloc eich corff
- mae lefelau'r hormon cwsg melatonin yn lleihau wrth i chi heneiddio
- angen mynd i'r toiled yn amlach yn ystod y nos
- sgileffeithiau meddyginiaeth

- arwyddion aflonyddwch fel symudiadau coesau ailadroddus
- bwyta neu yfed symbylyddion fel siwgr a chaffîn yn agos at amser gwely
- cysgu yn ystod y dydd i wneud iawn am fethu â chysgu yn y nos.

Gall blinder waethygu symptomau cyffredin dementia: cofio atgofion tymor byr, prosesau meddwl, dod o hyd i eiriau, a'r sgiliau dilyniannu a rheoli symudiadau echddygol sydd eu hangen i gyflawni tasgau ymarferol. Mae'n debygol y bydd eich hwyliau'n is ac yn fwy tebygol o amrywio.

Dyma rai awgrymiadau a allai eich helpu i gysgu'n well:

- Treuliwch amser yn yr awyr agored yng ngolau dydd naturiol, yn cerdded neu yn yr ardd. Gall hyd yn oed eistedd wrth ymyl ffenestr mewn golau dydd naturiol eich helpu i gysgu'n well.
- Os oes angen cyntun arnoch yn ystod y dydd, ceisiwch ei gael yn gynharach yn y dydd, a pheidiwch â chysgu am fwy nag awr er mwyn osgoi unrhyw effaith ar eich cwsg yn y nos.
- Ceisiwch fwyta mwy amser cinio a llai gyda'r nos. Hefyd, mae'n ddefnyddiol yfed neu fwyta llai o gaffîn, siwgr a symbylyddion eraill, gan gynnwys alcohol.
- Os ydych chi'n yfed yn agos at amser gwely, gall te camomil neu ddiod gynnes wedi'i gwneud â llaeth eich llonyddu.
- Mae 18–21 gradd Celsius (64–70 gradd Fahrenheit) yn dymheredd ystafell gyfforddus i'r rhan fwyaf o bobl. Er mwyn addasu, dylech newid eich dillad nos a'ch dillad gwely yn dibynnu ar y tymheredd/tymor. Os ydych chi'n teimlo'n oer, gallech chi ddefnyddio potel dŵr poeth neu flanced drydan i gynhesu'r gwely.
- Gofalwch fod gennych chi fatres a gobennydd cyfforddus.
- Os ydych chi'n gwisgo cynhyrchion ymataliaeth, gwnewch yn siŵr eu bod yn sych cyn mynd i'r gwely.
- Gall goleuadau nos sy'n sensitif i symudiadau eich helpu i gyrraedd yr ystafell ymolchi.
- Gall cloc dementia eich helpu i wybod faint o'r gloch yw hi os ydych chi'n deffro yn ddryslyd.
- Dylech wneud yr ystafell mor dywyll â phosibl fel ei bod hi'n haws mynd yn ôl i gysgu.

A yw ymarfer corff yn syniad da?

Bydd trefn neu rwtîn gadarnhaol yn cynnwys ymarfer corff; fodd bynnag, dylech chi ystyried eich gallu corfforol ac addasu eich gweithgarwch yn unol â hynny. Mae cyfanswm o hanner awr o ymarfer corff ysgafn (y gellir ei gwblhau mewn cyfnodau byr) bron bob dydd yn darged da.

Bydd llawer o bobl â dementia yn parhau i wneud yr ymarfer corff roedden nhw'n ei fwynhau cyn cael diagnosis. Bydd eraill yn gwneud mathau newydd o ymarfer corff, ac mae llawer o gyfleoedd ar gael i bobl 'hŷn' yn benodol sy'n cynnwys pobl â dementia, fel pêl-droed cerdded. Yn ogystal â bod yn fwy egnïol, byddwch chi'n cyfarfod â phobl trwy gymryd rhan.

Gall cyfnodau byr, rheolaidd o ymarfer corff gyda gofalwr neu ffrind fod o fudd i'ch iechyd corfforol a meddyliol. Gall hyd yn oed mynd am dro byr yn y bore a'r prynhawn helpu i roi trefn ar eich diwrnod a rhoi newid byd i chi.

Os yw cryfder, cydbwysedd a chydsymud yn achosi problemau i chi, gall ymarferion ysgafn wrth eistedd fod yn ddewis arall effeithiol.

A oes gwerth parhau i gymryd rhan mewn gweithgareddau?

Gall pobl â dementia barhau i gymryd rhan mewn gweithgareddau ystyrlon a phleserus. Nid yw'r ffaith na fyddwch chi bob amser yn cofio'r profiad cyfan yn golygu ei fod yn ddiwerth. Oherwydd y newidiadau sy'n deillio o ddementia, os byddai rhywun yn gofyn i chi am weithgaredd rydych chi wedi cymryd rhan ynddo – hyd yn oed yn syth ar ôl y gweithgaredd – mae'n bosibl mai dim ond ymateb cyffredinol y gallech chi ei roi. Fodd bynnag, mae'r teimlad gawsoch chi wrth gymryd rhan yn y gweithgaredd yn tueddu i aros gyda chi am gyfnod hwy. Mae atgofion emosiynol yn cael eu gwarchod yn well rhag dementia nag atgofion am ffeithiau. Mae'n fuddiol iawn parhau i gymryd rhan mewn gweithgareddau sy'n eich ysgogi yn gymdeithasol ac yn feddyliol.

Bydd treulio amser gydag eraill a chymryd rhan mewn gweithgareddau – fel canu, gwaith crefft, dawnsio, pobi, adrodd straeon, a chelf – yn ennyn manteision tymor byr ar unwaith. Mae'n bosibl y byddwch chi'n teimlo eich bod yn ymgysylltu a chyfathrebu mwy wrth gymryd rhan ac ar ôl y profiad.

At hynny, gall atgofion emosiynol cadarnhaol roi hwb i'ch hwyliau a byddwch yn fwy tebygol o ailadrodd y profiad. Gall y cylch rhinweddol hwn o gyfranogiad, ysgogiad a phleser eich helpu i barhau'n gadarnhaol ac i ddal ati i gymryd rhan, gan leihau'r tebygolrwydd y byddwch yn teimlo apathi neu'n isel eich ysbryd. Ar y llaw arall, os ydych chi'n encilio ac yn cael eich ynysu, gallech fynd i mewn i gylch dieflig o straen a gofid, gan waethygu symptomau cyffredin dementia.

Ni fydd pob person â dementia yn ymddiddori mewn gweithgareddau cymdeithasol nac yn eu mwynhau. Gall ceisio dilyn sgwrs, dod o hyd i eiriau, ac anawsterau clyw olygu na fydd rhai pobl eisiau treulio amser gydag eraill. Os yw unigolyn yn fwy sensitif i sŵn ac ysgogiadau eraill, gall hyn arwain at orlwytho'r synhwyrau, gan achosi gorbryder a chynnwrf.

Ar gyfer eich gofalwr

Fel gofalwr, dylech gofio na fydd y person â dementia bob amser yn ysgogi gweithgareddau. Efallai na fydd yn gwybod am gyfleoedd yn y gymuned nac yn cymryd rhan mewn gweithgareddau hamdden gartref. Mae'n bosibl na fydd rhannu gwybodaeth am yr hyn sydd ar gael neu gynnig gweithgareddau fel croeseiriau, jig-sos, neu wau yn ddigon bob amser. Er mwyn helpu person â dementia i ymuno â grŵp a pharhau i fynd iddo, mae'n bosibl y bydd angen anogaeth, cludiant a chwmnïaeth arno, a'i atgoffa am y grŵp. Gartref, efallai y bydd angen treulio amser yn dangos gweithgaredd i'r person neu hyd yn oed cwblhau'r gweithgaredd gyda'ch gilydd er mwyn iddo fod yn ddifyr. Hefyd, gallai fod yn ddefnyddiol dewis gweithgareddau nad ydyn nhw'n rhy heriol ond sy'n rhoi teimlad o gyflawniad a boddhad.

A fydd hel atgofion yn ddefnyddiol?

Mae'r gyfatebiaeth 'cwpwrdd llyfrau' yn ffordd ddefnyddiol o feddwl am golli cof. Dychmygwch eich cof fel cwpwrdd llyfrau: mae pob silff yn cynrychioli gwerth degawd o atgofion, pob atgof wedi'i storio mewn llyfr unigryw. Y silffoedd uchaf yw eich atgofion diweddaraf. Y silffoedd yn y canol yw eich blynyddoedd canol – adeg dechrau eich swydd gyntaf, cyfarfod â'ch priod neu'ch partner, cael plant o bosibl, ac yn y blaen. Y silffoedd tuag at waelod y cwpwrdd llyfrau yw blynyddoedd eich arddegau a'ch plentyndod.

Yn y gyfatebiaeth hon, mae dementia yn wynt cryf sy'n chwythu yn erbyn y cwpwrdd llyfrau a'i ysgwyd o ochr i ochr, gan achosi i'r llyfrau ar y silffoedd uchaf – eich atgofion diweddaraf – ddisgyn a chael eu chwythu i ffwrdd. Gan eu bod yn is i lawr, mae'r llyfrau ar y silffoedd canol a gwaelod yn gwrthsefyll y gwynt yn hwy, ac mae modd cofio'r atgofion sydd wedi'u storio yma o hyd. Yn wir, mae'n bosibl y byddan nhw'n fwy clir oherwydd absenoldeb cymharol atgofion mwy tymor byr.

Am y rheswm hwn, efallai y byddwch chi'n gallu siarad yn fanwl iawn am ddigwyddiadau eich blynyddoedd ffurfiannol ond na fyddwch chi'n gallu cofio beth gawsoch chi i frecwast. Mae pobl heb ddementia yn storio atgofion tymor hir hefyd ond maen nhw'n cael llai o flaenoriaeth na phethau angenrheidiol tymor byr fel cofio mynd i apwyntiadau a thalu biliau.

Nid yw colli cof yn rhywbeth unffurf; gall atgofion fynd a dod, gan gael eu sbarduno yn aml gan sgyrsiau, synau, arogleuon, neu wrthrychau gwahanol. Gall atgof sydd wedi diflannu un funud ddychwelyd munudau, oriau neu ddyddiau'n ddiweddarach.

Gall hel atgofion fod yn arbennig o effeithiol os ydych chi'n cymysgu rhwng y gorffennol a'r presennol, gan gredu o bosibl eich bod chi'n byw yn ystod cyfnod cynharach o'ch bywyd. Efallai y byddwch chi'n cyfeirio at arferion gwaith neu dasgau blaenorol fel pe baech chi'n parhau i'w cyflawni.

Ar gyfer eich gofalwr

Fel gofalwr, dylech wrando a sylwi ar gyfeiriadau at ddigwyddiadau penodol yng ngorffennol yr unigolyn, a allai ddangos ble mae'r unigolyn ar ei 'linell amser'. Yn hytrach na herio a chynhyrfu'r unigolyn o bosibl, efallai y byddai'n help mynd i mewn i'r realiti hwn gyda'r unigolyn, gan siarad am ei atgofion. Beth oedd yr unigolyn yn ei wneud? Beth oedd yr unigolyn yn ei fwynhau? Gyda phwy oedd ef neu hi yn gweithio? Gall hel atgofion fel hyn gadarnhau ei hunaniaeth, a all deimlo'n fwyfwy darniog wrth i'r dementia ddatblygu.

Gall defnyddio ffotograffau a gwrthrychau neu ymweld â lleoedd a oedd/sydd yn bwysig i'r unigolyn ei helpu i gadw cysylltiad rhwng ei orffennol a'i bresennol a'i helpu i wahaniaethu rhwng y ddau.

Gall cydweithio â'r person â dementia i gofnodi hanes ei fywyd fod yn brosiect cadarnhaol ac ystyrlon sy'n rhoi gwerth ar ei brofiadau. Hefyd, bydd yn helpu pobl nad ydyn nhw'n adnabod y person cystal – fel gofalwyr cyflogedig a gweithwyr proffesiynol eraill – i ddechrau sgyrsiau personol, gwerth chweil. Pan fydd rhywun yn cael ei dderbyn i ysbyty neu'n symud i gartref gofal, gall rhannu hanes ei fywyd gyda staff helpu i bontio'r newid yn haws.

Weithiau mae'n bosibl y bydd ymgysylltu â'r gorffennol yn achosi gofid i'r unigolyn. Nid yw pob atgof yn gadarnhaol, a gall hel atgofion arwain at ail-fyw profiadau anodd. Gall archwilio atgofion cadarnhaol fod yn anodd os yw'r unigolyn yn eu cyferbynnu â'r heriau presennol.

Sut mae bod mewn poen yn effeithio ar ddementia?

Nid yw dementia ei hun yn achosi poen, ond gallai pobl â dementia ddioddef mwy o boen yn gyffredinol oherwydd eu bod yn hŷn fel arfer, am fod ganddyn nhw gyflyrau iechyd eraill, a'u bod mewn mwy o berygl o gwympo, cael damwain, a chael anaf.

Nid yw pobl â dementia yn llai sensitif i boen. Fodd bynnag, oherwydd newidiadau yn eu sgiliau gwybyddiaeth a chyfathrebu, mae'n bosibl na fydd pobl yn gallu dweud eu bod mewn poen. Gall hyn gymhlethu'r broses o wneud diagnosis a rhoi triniaeth gywir. Dylai gofalwyr geisio sylwi ar arwyddion dieiriau o boen, fel newidiadau yng ngherddediad yr unigolyn, symudiadau cyfyngedig, dal neu rwbio rhannau o'r corff, a newidiadau mewn hwyliau ac ymddygiad. Hefyd, mae'n rhaid i weithwyr iechyd proffesiynol ddefnyddio ystod ehangach o offer diagnostig er mwyn nodi bod rhywun â dementia mewn poen o'i gymharu â rhywun heb ddementia.

Hyd yn oed os yw person â dementia yn gallu cyfathrebu'n effeithiol, gall ffactorau eraill olygu na roddir gwybod am boen. Mae'r ffactorau hyn yn cynnwys iselder, poeni am orfod cael llawdriniaeth, mynd i'r ysbyty, neu orfod symud i ofal hirdymor, cam ganfyddiadau am effeithiau meddyginiaeth, a gwahaniaethau diwylliannol, crefyddol a rhywedd.

Mae poen heb ei drin yn arwain at ddioddefaint diangen, a gall gyfrannu at iselder a gwaethygu symptomau cyffredin dementia. Gall poen achosi ymddygiad annodweddiadol, fel cynnwrf ac ymddygiad ymosodol, ond yn aml bydd ymddygiad o'r fath yn cael ei briodoli i rywbeth arall. O ganlyniad, mae'n bosibl y bydd pobl yn cael presgripsiwn am feddyginiaethau amhriodol, gan gynnwys cyffuriau gwrthseicotig, a allai gael sgileffeithiau difrifol.

Gall poen heb ei drin olygu bod pobl yn encilio ymhellach o weithgareddau ystyrlon a rhyngweithio cymdeithasol. Gall amharu ar symudedd hefyd, gan gynyddu'r risg o gwympo ac anafiadau eraill.

Sut galla' i reoli fy iechyd cyffredinol?

Mae'n rhaid i bobl â dementia gael mynediad at wasanaethau diagnosis, triniaeth a gofal ar gyfer afiechydon eraill. Mae gan dri o bob pedwar person â dementia o leiaf un cyflwr iechyd arall. Gallai'r cyflyrau hyn gynnwys pwysedd gwaed uchel (gorbwysedd), diabetes, strôc neu bwl ischaemig byrhoedlog (TIA), clefyd coronaidd y galon (CHD), iselder, clefyd rhwystrol cronig yr ysgyfaint (COPD), neu asthma. Gall y broses o ddiagnosio cyflyrau iechyd eraill mewn pobl â dementia fod yn gymhleth, yn enwedig pan fydd y dementia yn fwy datblygedig.

Mae'n bwysig trefnu apwyntiad rheolaidd gyda'ch meddyg teulu a mynychu clinigau arbenigol yn ôl yr angen. Heb eu rheoli, gallai'r cyflyrau hyn achosi problemau eu hunain a gwaethygu symptomau cyffredin dementia.

Gall trefn neu rwtîn arferol sy'n cynnwys bwyta'n dda, hydradu'r corff, gwneud ymarfer corff rheolaidd, a chysgu'n dda helpu i leihau'r tebygolrwydd o heintiau, toresgyrn a doluriau gwasgu. Gall meddyginiaeth briodol helpu i reoli poen parhaus a gwella iechyd cyffredinol. Mae'n werth chweil hefyd sefydlu system – neu dderbyn cymorth neu oruchwyliaeth, os oes angen – er mwyn sicrhau eich bod yn cymryd eich meddyginiaeth yn unol â'r presgripsiwn.

18

Sut galla' i roi'r cymorth mwyaf effeithiol i rywun â dementia?

Yn gyffredinol, rydyn ni'n cyfeirio at 'bobl sy'n byw gyda dementia' a 'gofalwyr' er mwyn gwahaniaethu rhwng pobl sydd â diagnosis a'r rhai sydd, dros amser, yn ysgwyddo mwy o gyfrifoldeb am helpu pobl sy'n byw gyda dementia i barhau i gael ansawdd bywyd da. Mae rhai gwasanaethau a mathau o gymorth, yn ogystal â rhai budd-daliadau ariannol, wedi'u bwriadu ar gyfer pobl â dementia, ac eraill ar gyfer gofalwyr. Fodd bynnag, gall labeli o'r fath anwybyddu'r ffaith fod gofalwyr – cymar, plant, brodyr a chwiorydd yn aml – hefyd yn 'byw gyda dementia'. Maen nhw hefyd yn wynebu heriau ymarferol ac emosiynol dementia. Yn ogystal, gall llawer o bobl sy'n cael diagnosis o ddementia fod yn gofalu am berson arall.

Mae llawer o ofalwyr yn dweud wrthym nad oedden nhw wedi disgwyl bod yn ofalwyr ar ôl ymddeol. Mae'n rhywbeth sy'n codi dro ar ôl tro gan y rhai sy'n magu plant ifanc, yn gweithio, a/neu'n rheoli eu hanawsterau iechyd corfforol neu feddyliol eu hunain. Yn yr un modd ag y mae gan bob person â dementia hanes, diddordebau, a dymuniadau, felly hefyd bob gofalwr. Bydd unrhyw ofalwr, ni waeth sut mae'n teimlo am y person y mae'n gofalu amdano neu pa mor addas ydyw i fod yn ofalwr, yn teimlo dan straen ac yn ofidus yn sgil rhai agweddau ar y profiad. Ar yr un pryd, er y byddai llawer o ofalwyr yn newid yr hyn sydd wedi digwydd pe bai modd yn y byd, mae'r profiad o ofalu am rywun yn un gwerth chweil, sy'n rhoi boddhad iddyn nhw. Maen nhw'n gwybod eu bod yn cefnogi rhywun trwy gyfnod anoddaf ei fywyd o bosibl, ac yn y pen draw, diwedd ei oes.

Sut galla' i weld y person, nid y dementia?

Yr un yw'r person sydd wedi cael diagnosis o ddementia â'r person rydych chi wedi ei adnabod erioed. Ni waeth faint mae dementia yn effeithio ar bresennol a dyfodol yr unigolyn, neu'n newid ei atgofion o'r gorffennol, mae'n parhau i fod yn wraig, yn ŵr, yn fam, yn dad, yn frawd, yn chwaer, neu'n ffrind. Bydd gan yr unigolyn ddiddordebau a phethau y bydd yn angerddol amdanyn nhw, ofnau a phryderon, gobeithion ac uchelgeisiau o hyd. Mae deall profiad a theimladau'r unigolyn yn allweddol i'w helpu i fyw'n dda gyda dementia.

Mae yna nifer o awgrymiadau ar gyfer cynorthwyo person sydd â dementia – gan gynnwys y llyfr hwn – ond nid oes un ateb cyffredinol sy'n addas i bawb. Bydd y dulliau sy'n gweithio yn cael eu llywio gan eich gwybodaeth am yr unigolyn. Mae cefnogi rhywun yn broses o brofi a methu sy'n dechrau gyda chyfathrebu – siarad gyda'r person, dysgu sut mae'n teimlo, beth yw ei ddymuniadau a beth fyddai'n ei helpu. Os yw dementia wedi effeithio ar gyfathrebu llafar, mae'n bwysig arsylwi iaith y corff, mynegiant yr wyneb ac ymddygiad. Trwy wneud hynny bodd modd i chi wybod a yw'r pethau rydych chi'n eu gwneud yn cynorthwyo'r unigolyn neu'n peri gofid iddo. Mae llawer o ymddygiad sydd weithiau yn cael ei ddisgrifio – yn anghywir – fel ymddygiad 'heriol' yn deillio o anghenion heb eu diwallu: efallai bod ar yr unigolyn eisiau bwyd, ei fod wedi blino, yn rhy boeth neu'n rhy oer neu heb ddigon i'w ddifyrru.

Dylech ddefnyddio'ch gwybodaeth am y person i'w ysgogi. Os nad oedd yn mwynhau gweithgareddau grŵp cyn dementia, efallai y bydd yn parhau i deimlo felly. Fodd bynnag, os oedd ganddo ddiddordeb mewn pêl-droed, ffasiwn, neu ffilm, efallai y bydd am gymryd rhan mewn gweithgaredd â thema.

Cofiwch mai'r un yw'r person rydych chi'n gofalu amdano â'r person y gwnaethoch chi ei briodi, y buoch chi'n byw gydag ef neu hi a bod gan yr unigolyn hanes bywyd, diddordebau, a dymuniadau unigryw. Ni waeth faint o newid sy'n cael ei achosi gan y clefyd, nid yw'r person yn cael ei ddiffinio gan ei ddementia mwy nag yw person â thiwmor yn cael ei ddiffinio gan ganser.

Ceisiwch gydymdeimlo â sut y gallai fod yn teimlo. Cofiwch siarad â'r unigolyn, gwrando arno a'i arsylwi. Dysgwch fwy am ddementia trwy ddarllen am y clefyd a siarad â gofalwyr a gweithwyr proffesiynol eraill. Defnyddiwch yr wybodaeth hon i ddylanwadu ar sut rydych chi'n gofalu.

Sut galla' i wneud synnwyr o sut mae'r person rwy'n gofalu amdano yn teimlo ac yn ymddwyn?

Pan fyddwch chi wedi blino, dan straen ac yn poeni, fydd hyn ddim yn hawdd bob amser. Ceisiwch gofio mai'r clefyd, nid y person, sy'n achosi'r mathau o ymddygiad sy'n heriol i chi. Ond rhaid cofio hefyd nad oedd popeth yn berffaith cyn y diagnosis – nid dementia sy'n gyfrifol am rai o nodweddion cymeriad rhywun sy'n peri rhwystredigaeth! Fodd bynnag, nid yw anallu person i gofio a chanolbwyntio, ymhlith pethau eraill, yn fwriadol. Nid yw'n ceisio'ch pryfocio ac mae'n annhebygol ei fod yn ceisio bod yn faleisus neu'n dwyllodrus, na'i fod yn cofio/anghofio rhai pethau yn fwriadol. Fel arfer, nid yw pobl â dementia yn gallu meddwl trwy'r cymhlethdodau mae eu hangen i chwarae ar deimladau pobl eraill. Yn hytrach, efallai y bydd y person yn llenwi bylchau yn ei gof neu'n newid rhannau o'r stori am nad yw'n gallu cofio beth ddigwyddodd.

Gall ymddygiad rhywun â dementia ymddangos yn heriol ond mae'n bwysig cofio ei fod yn ceisio cyfleu ei deimladau a'i anghenion. Fel arfer, mae ymddygiad yn cael ei sbarduno gan rywbeth penodol: poen, diflastod, rhwystredigaeth; bod yn rhy boeth neu'n llwglyd, neu angen defnyddio'r toiled; neu ei ganfyddiad o sut mae'r bobl o'i gwmpas yn ei drin ac yn cyfathrebu.

Mae'r mathau o ymddygiadau sy'n gallu bod yn 'heriol' i ofalwyr yn cynnwys:

- y person yn symud o gwmpas yn gyson (o bosibl yn chwilio

am y toiled, ei ystafell, oherwydd diflastod, neu oherwydd bod angen ymarfer corff arno)
- ailadrodd cwestiynau (oherwydd nad yw'n gallu cofio ei fod wedi gofyn o'r blaen neu ei fod wedi anghofio eich ateb, neu oherwydd gorbryder)
- chwilio a hel peth ynghyd (oherwydd nad yw'n gallu cofio ble mae wedi gadael rhywbeth neu er mwyn dal gafael ar rywbeth, ei ddiogelu, a chael rheolaeth dros rywbeth – arian, er enghraifft – yn sgil teimlad cyffredinol o golli rheolaeth)
- eisiau tacluso neu osod y bwrdd (oherwydd ei bod yn sgîl y mae'r unigolyn yn gallu ei ddefnyddio o hyd).

Gwnewch eich gorau i beidio â chymryd ymddygiad o'r fath yn bersonol neu golli amynedd gyda'r person â dementia oherwydd eich bod yn teimlo'n rhwystredig. Yn hytrach, ceisiwch nodi pa anghenion sydd heb eu diwallu ac unrhyw batrymau (fel yr amser o'r dydd pan fydd yn mynd yn ofidus), ac unrhyw arwyddion cynnar bod ei hwyliau'n newid. Gall bod yn rhagweithiol ddatrys y mater yn syth a sicrhau bod iechyd emosiynol y ddau ohonoch yn parhau'n dda.

Pan fydd person â dementia yn ymddwyn mewn ffordd sy'n heriol i chi, gallai fod yn ddefnyddiol i chi ofyn i chi'ch hun ydy'r ymddygiad yn broblem mewn gwirionedd? Os felly, i bwy mae'r ymddygiad yn creu problem a pham? Mae rhai mathau o ymddygiad yn fecanweithiau ymdopi ar gyfer y person â dementia ond maen nhw'n effeithio ar ofalwyr am nad yw ymddygiad yr unigolyn yn adlewyrchu ei gymeriad cyn datblygu dementia.

Beth yw'r model ABC?

Os yw ymddygiad penodol yn creu problem i'r person â dementia neu'r rhai sy'n gofalu amdano, mae'r model ABC, neu 'Rhagflaenydd –Ymddygiad–Canlyniad' (Antecedent-Behavior-Consequence), yn darparu fframwaith i helpu i nodi achos/achosion yr ymddygiad. Yna gallwch gynnig cymorth priodol i helpu'r person â dementia i ymdawelu eto. Hefyd, gallwch ddatblygu strategaethau i leihau'r tebygolrwydd y bydd yr un ymddygiad neu ymddygiad tebyg yn digwydd eto, neu lefel y gofid y mae'n ei achosi.

Mae defnyddio'r model ABC yn arbennig o ddefnyddiol os oes nifer o ofalwyr – di-dâl neu gyflogedig – yn cynorthwyo'r unigolyn gan fod y model yn gwella cysondeb y gofal sy'n cael ei ddarparu. Gallai newidiadau mewn ymddygiad unigolyn ddangos bod ei ddementia ar gynnydd neu amlygu cyflyrau sylfaenol (gan gynnwys poen, rhwymedd neu heintiau) sy'n gallu gwaethygu symptomau cyffredin dementia.

Mae'r model ABC yn gweithio fel a ganlyn:

A = Rhagflaenydd

Beth ddigwyddodd yn y cyfnod yn arwain at y person â dementia yn cynhyrfu? Gallech ganfod achos neu sbardun gofid yr unigolyn trwy nodi beth ddigwyddodd yn union cyn hynny. Beth arweiniodd y person i ymddwyn fel hyn? Mae digwyddiadau rhagflaenu cyffredin yn cynnwys:

- sefyllfaoedd lle mae'r person yn teimlo ofn, embaras neu rwystredigaeth
- sefyllfaoedd lle mae'n credu bod pobl eraill yn ei gam-drin neu'n ei gamddeall
- ffactorau amgylcheddol megis sŵn neu gyffro
- anghenion heb eu diwallu fel poen, anghysur, angen mynd i'r toiled, chwant bwyd, a diflastod – os yw'n anodd i'r unigolyn gyfleu ei anghenion, mae'n bosibl mai ymddygiad trallodus yw'r unig ffordd iddo fynegi sut mae'n teimlo.

B = Ymddygiad

Beth ddigwyddodd? Sylwch ar y manylion penodol a pherthnasol. Mae mathau o ymddygiad nodweddiadol yn cynnwys gweiddi, rhegi, a tharo eraill. Hefyd, nodwch pryd y digwyddodd yr ymddygiad, pa mor hir wnaeth yr ymddygiad hyn bara, ac a oedd unrhyw awgrym ei fod ar fin digwydd. Gallai arwyddion gynnwys aflonyddwch, llai o gyswllt llygaid, cyfarwyddyd llafar i roi'r gorau iddi, neu lai o gyfathrebu nag arfer. Cofnodwch yr hyn wnaethoch chi i atal neu leihau profiad yr unigolyn o ofid, yn ogystal ag unrhyw ddulliau gweithredu a gafodd effaith i'r gwrthwyneb.

C = Canlyniad

Beth oedd canlyniad ymddygiad yr unigolyn? Sut roedd yn teimlo wedyn? A wnaeth yr unigolyn ymdawelu'n syth neu a wnaeth barhau wedi'i gythryblu? A gafodd unrhyw un niwed neu anaf corfforol?

A ddylwn i roi gwybod i'r person rwy'n gofalu amdano pan fydd yn gwneud camsyniad?

Rydyn ni i gyd yn debygol o deimlo cywilydd os oes rhywun yn tynnu sylw at ein camsyniadau. Oherwydd newidiadau yn ei sgiliau cofio, dilyniannu, penderfynu, a chyfathrebu, bydd person â dementia – o'i gymharu â'r hyn rydyn ni'n ei ystyried yn normal – yn gwneud 'camsyniadau': yn rhoi ei allweddi yn yr oergell, yn gadael y drws ffrynt ar agor, neu'n anghofio talu yn y siop.

Fydd rhoi gwybod i'r person am ei gamsyniadau ddim yn newid ei ymddygiad yn y dyfodol, nac yn lleihau'r posibilrwydd y bydd yn gwneud yr un camsyniadau eto. Yn hytrach, gall cywiro camsyniadau'r unigolyn amlygu'r heriau sy'n ei wynebu a gwneud ei gamsyniadau a'i ymddygiad yn fwy o broblem nag sydd angen. Gall gwneud hynny awgrymu bod y person yn anghofio'n fwriadol ac na fydd yn gwneud yr un camsyniad os ydych chi'n ei atgoffa yn ddigon aml.

Er ei bod yn anodd weithiau derbyn camsyniadau gan rywun a oedd yn alluog iawn ar un adeg, rhaid cofio ei bod yn bosibl na fydd yr unigolyn hyd yn oed yn cofio ei fod wedi gwneud camsyniad, felly bydd yn debygol o wadu cyfrifoldeb.

Yn yr un modd, efallai na fydd stori y mae'r person â dementia yn ei hadrodd yn gwbl ffeithiol. Er y gallai ei brofiad a'i ganfyddiad presennol fod yn wahanol iawn i'ch rhai chi, byddan nhw'n teimlo'r un mor ddilys i'r person â dementia. Yn hytrach na chywiro ei stori – a allai frifo ei deimladau, arwain at ffrae, a hyd yn oed gwneud iddo gyfathrebu llai (oherwydd ei fod yn poeni am fod yn anghywir) – efallai y byddai'n well yn emosiynol i'r ddau ohonoch chi gytuno'n fras â'r hyn y mae'r unigolyn yn ei ddweud.

Bydd yna adegau pan na fydd modd aros yn ddigynnwrf, ymateb yn gadarnhaol, na phenderfynu derbyn yr hyn y mae'r person â dementia yn ei ddweud, ni waeth a yw hynny'n wir ai peidio. Mae pob un ohonon ni'n wahanol, ac nid oes fawr neb ohonon ni ag amynedd a gwydnwch di-ben-draw: person, nid peiriant, ydych chi! Nid yw eich perthynas chi yn llechen lân chwaith, sy'n dechrau o'r newydd adeg y diagnosis. Mae gennych chi hanes gyda'ch gilydd a fydd, er gwell neu er gwaeth, yn lliwio sut rydych chi'n ymateb i sefyllfaoedd llawn straen ar hyn o bryd. Bydd yna adegau pan fyddwch chi'n colli'ch tymer, yn codi'ch llais ac yn dangos eich rhwystredigaeth gyda'r person rydych chi'n gofalu amdano, ac yna'n teimlo'n euog wedyn am wneud hynny. Mae'n arferol i ofalwyr ymateb mewn ffyrdd na fyddan nhw o reidrwydd yn gwella'r sefyllfa. Mae'n bwysig maddau i chi'ch hun pan fydd hyn yn digwydd.

Gallai siarad am eich teimladau ag aelodau eraill o'r teulu, ffrindiau, a sefydliadau gofalwyr gwirfoddol lleol eich helpu.

Yn gryno, felly, rydyn ni'n awgrymu eich bod yn 'dewis eich brwydrau'. Oedwch am ychydig i ystyried a yw'r ymddygiad yn broblem, ac os felly, i bwy a pham? Weithiau bydd angen peidio â chytuno â'r hyn y mae'r person yn ei wneud neu'n ei ddweud – er enghraifft, os yw'r person yn peryglu ei hun neu eraill, neu os oes perygl y bydd yr hyn y mae'n ei ddweud yn eich brifo chi neu bobl eraill yn emosiynol. Fel arall, er mwyn atal gofid emosiynol diangen i'r person â dementia, a fydd yn effeithio arnoch chi, ceisiwch osgoi tynnu sylw at gamsyniadau neu gywiro ymddygiad a straeon.

Beth yw'r ffordd orau o gyfathrebu â'r person rwy'n gofalu amdano?

Mae cyfathrebu effeithiol rhwng gofalwr a pherson â dementia yn hanfodol er mwyn cynnal perthynas gadarnhaol sy'n galluogi'r person â'r cyflwr yn hytrach na'i analluogi.

Bydd pa mor dda y gall person â dementia gyfathrebu yn dibynnu ar newidiadau i'r cof, prosesu iaith, dod o hyd i eiriau, a meddwl yn rhesymegol. Gall pobl â dementia anghofio beth roedden nhw yng nghanol ei ddweud a methu â chwblhau brawddeg. Gallan nhw ddefnyddio'r gair anghywir wrth gyfeirio at bethau a phobl. Gallan nhw gymryd mwy o amser i ddeall beth mae pobl eraill yn ei ddweud wrthyn nhw ac i ymateb.

Os yw gofalwyr yn ymwybodol o'r heriau sy'n wynebu'r person â dementia, gallan nhw helpu'r person i deimlo bod pobl yn gwrando arno, yn ei ddeall ac yn ei werthfawrogi. O ganlyniad, mae'n bosibl y bydd yr unigolyn yn teimlo'n llai rhwystredig ei fod yn methu â mynegi ei hun bob amser. Fel sy'n wir am lawer o symptomau dementia, gallai fod yn fuddiol i ni feddwl sut rydyn ni'n teimlo pan fyddwn ni'n dweud y peth anghywir neu'n ei chael hi'n anodd mynegi ein hunain. Mae'n rhaid ei bod hi'n hynod rwystredig pan fydd gwahaniaeth o hyd rhwng beth rydych chi eisiau ei ddweud a beth rydych chi'n gallu ei ddweud! Y ffaith nad oes neb yn ei ddeall yw un o'r rhesymau y bydd person â dementia weithiau'n ymddwyn yn ymosodol, yn eiriol neu'n ddieiriau, tuag at ofalwyr.

Dyma rai pethau i'w hystyried wrth gyfathrebu â rhywun â dementia. Bydd pa mor berthnasol yw pob awgrym yn dibynnu ar eich perthynas â'r person a pha mor dda y mae'n cyfathrebu. Dylech gyfathrebu â'r person fel unigolyn bob tro. Ceisiwch osgoi ymddwyn yn nawddoglyd. Ni fydd siarad yn uchel yn ei gwneud hi'n haws i'r unigolyn eich deall. Bydd siarad yn uchel yn debygol o wneud i'r person â dementia deimlo'n anghyfforddus ac yn chwithig.

Beth dylwn i ei ystyried cyn siarad â rhywun â dementia?

Cyn cyfathrebu, ystyriwch yr amgylchedd: ydych chi mewn lle tawel sydd wedi'i oleuo'n dda heb lawer o bethau i dynnu sylw'r unigolyn (fel y teledu ymlaen yn y cefndir)? Os ydych chi eisiau siarad am rywbeth pwysig, ydych chi wedi meddwl am yr hyn rydych chi'n bwriadu ei ddweud, ac a oes gennych chi ddigon o amser fel na fydd angen rhuthro?

Rhowch eich hun yn sefyllfa'r person â dementia: o'r hyn rydych chi'n ei wybod am hwyliau ac ymddygiad nodweddiadol y person, ydy hi'n amser da o'r dydd i siarad? Ydy anghenion eraill yr unigolyn wedi cael eu diwallu, neu a yw'n llwglyd, mewn poen, neu angen defnyddio'r toiled?

Dylech eistedd neu sefyll ar yr un lefel â'r unigolyn gan sicrhau bod modd gwneud cyswllt llygaid. A yw eich wyneb wedi'i oleuo er mwyn i'r person weld mynegiant eich wyneb? Ydych chi'n ddigon agos i glywed ond yn ddigon pell i barchu angen yr unigolyn am ofod personol?

Mae'r Athro Alison Wray o Brifysgol Caerdydd wedi creu cyfres ddefnyddiol o fideos ar gyfathrebu a dementia, sydd ar gael yma: www.youtube.com/channel/ UC6kMlO8mkB09GNCLm1zbaHQ

Sut dylwn i siarad â rhywun â dementia?

Mae siarad yn glir, yn bwyllog, ac o bosibl yn arafach nag arfer yn rhoi amser i'r person brosesu'r hyn rydych chi'n ei ddweud ac ymateb. Hefyd, gall brawddegau byr, syml gydag un pwynt pwysig yn unig helpu'r person i brosesu'r sgwrs a'i dilyn. Cofiwch hefyd eich bod yn cael sgwrs. Yn hytrach na chyfweld â'r person – gofyn cwestiwn ar ôl cwestiwn – dylech fynegi eich syniadau, eich barn, a'ch teimladau, a myfyrio ar yr hyn y mae'r unigolyn yn ei ddweud.

Drwy gadw iaith eich corff yn agored ac yn ddigyffro, mae'r person â dementia yn fwy tebygol o deimlo'r un fath. Yn yr un modd, dylech chwerthin gyda'ch gilydd am unrhyw gamddealltwriaeth. Gall eiliadau o ysgafnder amserol a sensitif helpu i leddfu sefyllfaoedd llawn straen.

Beth dylwn i ei ddweud a beth na ddylwn i ei ddweud?

Ceisiwch osgoi gofyn gormod o gwestiynau neu gwestiynau anodd. Hefyd, dylech geisio osgoi gofyn cwestiynau uniongyrchol sy'n herio'r person i gofio gwybodaeth, yn enwedig gwybodaeth am y gorffennol diweddar. Efallai y bydd y person yn gallu siarad yn fwy hyderus am sut mae'n teimlo/wedi teimlo neu rannu barn neu safbwynt. Os nad yw'r hyn y mae'r person yn ei ddweud yn cyfateb i'r hyn sy'n wir neu ddim yn wir ar sail eich dealltwriaeth chi o'r sefyllfa, ceisiwch osgoi ei wrth-ddweud yn uniongyrchol. Peidiwch byth â gwawdio'r hyn y mae wedi'i ddweud neu ymddwyn yn nawddoglyd. Dylech osgoi sôn am 'gamsyniadau' y mae'r person wedi'u gwneud neu dynnu sylw at ymddygiad anarferol. Mae'n debygol y bydd y person wedi anghofio ac, oherwydd hyn, efallai y bydd yn teimlo cywilydd a hyd yn oed yn amddiffynnol, gan arwain o bosibl at ofid o'r newydd a drwgdeimlad rhyngoch chi. Gall cadw at un pwnc ar y tro helpu person i ganolbwyntio a chymryd rhan. Yn yr un modd, bydd cynnal sgyrsiau byr a rheolaidd yn gwneud y person yn llai blinedig ac yn llai tebygol o fethu â chanolbwyntio.

Os nad yw'r person yn deall yr hyn rydych chi'n ei ddweud, dylech ddefnyddio geiriau gwahanol neu symlach yn hytrach nag ailadrodd yr un peth. Gallech ystyried defnyddio dulliau cyfathrebu dieiriau fel ystumiau neu giwiau gweledol (e.e. gwrthrychau a lluniau) i helpu os yw hynny'n briodol.

Beth yw gwrando gweithredol a sut mae'n gallu helpu?

Ystyr gwrando gweithredol yw gwrando ar gyfathrebu llafar a dieiriau'r person rydych chi'n rhyngweithio ag ef ac arsylwi. Mae'n golygu ymgysylltu â'r hyn y mae'r unigolyn yn ei ddweud a sut mae'n teimlo. Gall defnyddio mynegiant yr wyneb ac iaith y corff sy'n cyd-fynd ag emosiynau'r person â dementia helpu'r person i deimlo bod rhywun yn gwrando arno ac yn ei ddeall. Dylech sicrhau eich bod chi wedi deall y person sy'n siarad trwy aralleirio'r hyn rydych chi wedi'i glywed.

Trwy arsylwi ar fynegiant wyneb ac iaith corff y person rydych chi'n siarad ag ef, gallwch gadarnhau ei fod yn deall yr hyn rydych chi'n ei ddweud a gweld sut mae'n teimlo. Yna gallwch addasu sut rydych chi'n cyfathrebu.

Er y dylai'r person gael amser i brosesu'r hyn rydych chi'n ei ddweud ac ymateb iddo, gallech siarad eto os oes saib hir yn gwneud i'r unigolyn deimlo'n anghyfforddus neu'n chwithig.

Efallai na fydd ateb i bryderon neu broblemau y mae'r person yn eu rhannu â chi bob tro. Fodd bynnag, dylech bob amser barchu ei hawl i fynegi ei deimladau. Gall gwrando a dangos eich bod yn poeni am yr unigolyn fod yn gysur mawr.

Dylech osgoi rhagdybio eich bod chi'n gwybod beth mae'r person yn bwriadu ei ddweud trwy orffen ei frawddegau. Rhowch gyfle i'r person ddweud ei ddweud cymaint ag sy'n bosibl; gallwch gynnig anogaeth lle y bo angen, ond cofiwch osgoi ceisio rhagweld ei ddymuniadau, ei deimladau, a'i safbwyntiau.

Beth am iaith y corff a chyswllt corfforol?

Wrth i'r dementia fynd yn fwy datblygedig, bydd ciwiau dieiriau yn dod yn rhan fwy annatod o gyfathrebu. Mae'n bosibl y bydd iaith y corff gaeedig, fel croesi'ch breichiau neu fynegi pryder ar eich wyneb, yn awgrymu nad ydych chi eisiau bod gyda'r person neu'ch bod yn ansicr sut i ryngweithio. Ar y llaw arall, gall osgo agored a mynegiant hamddenol helpu'r person i deimlo'n gartrefol a chymryd rhan yn y sgwrs. Ar yr un pryd, dylech geisio sicrhau bod eich mynegiant wyneb yn cyfateb i'r hyn rydych chi'n ei ddweud. Er enghraifft, os oes angen rhannu newyddion sy'n debygol o beri gofid, gallai gwneud hynny'n siriol, heb ddim empathi, fod yn ansensitif.

O'i ddefnyddio'n briodol, gall cyffyrddiad corfforol – dal llaw'r person neu osod eich llaw ar ei fraich wrth siarad – gynnig cysur a sicrwydd. Fodd bynnag, bydd pob person yn ymateb yn wahanol i gael ei gyffwrdd, felly mae'n rhaid i chi fod yn ymwybodol o iaith corff yr unigolyn a'r hyn y mae'n ei ddweud er mwyn sicrhau ei fod yn gyfforddus.

A ddylwn i wneud popeth dros y person rwy'n gofalu amdano?

Mae llawer o ofalwyr, yn llawn bwriadau da, yn cymryd mwy o reolaeth a chyfrifoldeb dros fywyd a materion eraill y person â dementia. Efallai y byddan nhw'n gwneud rhywbeth *dros yr unigolyn* yn hytrach na *gyda'r unigolyn* oherwydd ei bod hi'n anodd gwylio rhywun maen nhw'n gofalu amdano'n stryffaglu, neu oherwydd ei bod hi'n haws neu'n fwy effeithlon gwneud rhywbeth heb gymorth yr unigolyn. Dros amser, bydd angen gwneud hyn yn y rhan fwyaf o achosion. Fodd bynnag, yn ystod cyfnodau cynnar dementia yn benodol, gall cael gwared ar ymdeimlad o bwrpas achosi i'r unigolyn golli sgiliau a hyder yn gynt nag y byddai fel arall. Gall cael effaith negyddol ar ei hwyliau a'i gymhelliant hefyd.

Er enghraifft, efallai na fydd person â dementia yn gallu gwneud pryd o fwyd cyfan o'r dechrau. Fodd bynnag, gallai peidio â'i gynnwys yn y broses o gwbl wneud iddo deimlo'n ddiwerth. Efallai y bydd yn dechrau credu nad yw'n gallu gwneud unrhyw beth ac y bydd yn dechrau mynd i'w gragen, gan wrthod helpu gyda gwaith tŷ na chymryd rhan mewn cyfleoedd cymdeithasol. Gall cadwyn o ddigwyddiadau o'r fath gyflymu dementia'r unigolyn.

Gall y profiad cyffredinol o ddementia droi'n brofiad o golled yn gyflym. Nid yw hyn yn anorfod. Mae person â dementia sy'n cael cymorth i aros yn actif ac yn annibynnol yn debygol o fod â mwy o hunan-gred a chael ei ysgogi i ddefnyddio ei gryfderau a'i sgiliau am gyfnod hwy.

Mae'n bwysig osgoi siarad am y person â dementia fel pe na bai yno, gan ddweud wrth bobl eraill am yr heriau sy'n eich wynebu. Beth bynnag yw lefel ei ddealltwriaeth lafar, bydd y person yn deall rhywfaint o'r hyn rydych chi'n ei ddweud trwy wrando ar eich geiriau a sylwi ar sut rydych chi'n siarad. Yn hytrach, dylech gynnwys yr unigolyn yn y sgwrs. Efallai na fydd yn deall yr holl fanylion yn llawn bob amser, ond mae'n debygol y bydd ganddo farn am y pwnc ac yn gwybod sut mae'n teimlo amdano.

Efallai y bydd angen i chi feddwl yn fwy gofalus am lefydd i fynd, pethau i'w gwneud, a hyd yn oed pwy fydd gyda'r unigolyn, ond bydd cynorthwyo'r person â dementia i gadw ei berthynas ag eraill a chymryd rhan mewn gweithgareddau cymdeithasol, hobïau a diddordebau yn ei helpu i deimlo'n 'normal' a theimlo ei fod yn cael ei werthfawrogi. I lawer o bobl â dementia, mae cofio am rywbeth sydd wedi digwydd yn anoddach na chofio am sut roedd yn teimlo. Mae rhai gofalwyr yn amau a oes diben cynorthwyo'r person y maen nhw'n gofalu amdano i gymryd rhan mewn gweithgareddau os na all gofio beth gafodd ei ddweud na phwy oedd yn gwmni iddo. Fodd bynnag, mae'r atgofion emosiynol sy'n cyfleu sut roedd y person yn teimlo am y digwyddiad yn parhau'n gryf. Gall atgofion emosiynol cadarnhaol roi'r unigolyn mewn hwyliau gwell a'i gymell i gyfathrebu mwy gyda'i ofalwyr wedyn.

A ddylen ni dreulio amser ar wahân?

Gall pobl â dementia deimlo bod eu gofalwyr yn cyfyngu arnyn nhw hefyd. Mae yna bwyslais dealladwy ar yr angen i ofalwyr gael amser iddyn nhw eu hunain er mwyn atgyfnerthu neu fwynhau eu diddordebau. Fodd bynnag, mae pobl â dementia hefyd yn elwa ar y cyfle i fod yn annibynnol a mynegi eu hunain yn rhydd.

Yn y Caffis Dementia sy'n cael eu cynnal gan Michael a'i gydweithwyr yn Alzheimer Scotland, mae grŵp o bobl sy'n byw gyda dementia, eu teuluoedd, a'u gofalwyr yn treulio hanner awr gyda'i gilydd. Yna, yn ystod yr awr nesaf, mae'r grŵp yn rhannu'n grŵp gweithgaredd therapiwtig ar gyfer y rhai â dementia a grŵp cymorth gan gymheiriaid ar gyfer gofalwyr, mewn ystafelloedd ar wahân.

Y syniad yw bod angen lle i ofalwyr siarad yn agored ac yn onest am eu profiad ymarferol ac emosiynol o gefnogi eu perthnasau. Y gobaith yw y byddan nhw'n teimlo eu bod yn deall ei gilydd fel pobl sy'n byw trwy sefyllfa debyg.

Yn yr ystafell arall, bydd y bobl â dementia yn cymryd rhan mewn gweithgareddau grŵp. Mae Michael yn sylwi bod llawer o gyfranogwyr yn teimlo'n fwy hyderus ac yn cyfathrebu mwy pan fydd ganddyn nhw le ac amser diogel a chefnogol i rannu eu profiadau gydag eraill sydd mewn sefyllfa debyg. Gall fod yn rhyddhad siarad heb boeni ydyn nhw wedi dweud stori'n gywir neu ydyn nhw'n cael eu barnu gan eraill.

Yn fyr, gall dod o hyd i gyfleoedd ar gyfer profiadau ar wahân fod yn fuddiol i'r gofalwr a'r person â dementia.

Ydy hi'n syniad da helpu'r person rwy'n gofalu amdano i wneud dewisiadau a theimlo ei fod mewn rheolaeth?

Mae'n hollol naturiol i ni fod eisiau teimlo ein bod yn rheoli ein bywydau. Mae'n bwysig gallu gwneud dewisiadau a phenderfyniadau sy'n effeithio ar ein profiadau bob dydd yn annibynnol, neu, o leiaf, cael ein hystyried yn bartner cyfartal mewn perthynas. Wrth i'w symptomau ddatblygu, gall pobl â dementia golli'r ymdeimlad hwn o fod mewn rheolaeth. Yn sgil hyn, hwyrach y bydd y gofalwyr yn ysgwyddo'r baich i gefnogi'r person i wneud cymaint o ddewisiadau â phosibl drosto'i hun.

Mae dewisiadau'n amrywio o benderfyniadau bob dydd ynglŷn â phryd i godi, beth i'w fwyta a'i wisgo, a sut i dreulio amser, i ystyriaethau sy'n newid bywydau am berthnasoedd, materion ariannol, iechyd a lles. Yn raddol, bydd gallu unigolyn i wneud dewisiadau er ei 'fudd pennaf' yn mynd yn fwy cymhleth. Mae'n bosibl y bydd asesiad meddygol yn dod i'r casgliad nad oes gan yr unigolyn y galluedd i wneud rhai dewisiadau bellach – efallai ynglŷn â ble sy'n ddiogel iddo fyw, oes angen iddo fynd i ysbyty, neu roi caniatâd am driniaeth feddygol. Cyn cyrraedd y pwynt hwn, gall fod yn ddefnyddiol rhoi mecanwaith cyfreithiol fel atwrneiaeth ar waith er mwyn caniatáu i bobl eraill, y gall yr unigolyn ymddiried ynddyn nhw, fod yn rhan o'r broses.

Fodd bynnag, os yw asesiad yn dangos nad oes gan unigolyn alluedd, rhaid cofio nad yw hynny'n golygu na all y person wneud dewisiadau. Lle bynnag y bo modd, dylid gofyn i'r unigolyn am ei farn am y penderfyniadau arwyddocaol sy'n effeithio arno a'i gynorthwyo i wneud dewisiadau bob dydd. Mae'n bosibl y bydd rhai pobl yn methu ag ymdopi â dewisiadau penagored. Felly gallwch eu helpu i wneud penderfyniadau o ddydd i ddydd trwy gynnig nifer cyfyngedig o opsiynau yn seiliedig ar beth rydych chi'n ei wybod am eu dewisiadau.

Pa newidiadau alla i eu gwneud i gartref yr unigolyn?

Mae'n well gan y rhan fwyaf o bobl â dementia aros yn eu cartrefi eu hunain a byw mor annibynnol â phosibl cyhyd ag y bo modd. Mae'r maes dylunio cartrefi i ystyried anghenion pobl sy'n byw gyda dementia yn datblygu ac yn helpu i wireddu dyhead pobl i aros yn eu cartrefi. Gall addasiadau ymarferol i gartrefi pobl, nad ydyn nhw'n costio rhyw lawer, eu helpu i fyw yn llawer hwy mewn amgylchedd lle maen nhw'n teimlo'n fwy hapus a diogel.

Mae'n rhaid i bobl â dementia fod yn rhan o sgyrsiau am eu hamgylchedd cartref, ac yn ddelfrydol, dylai hynny ddigwydd yn ystod cyfnod cynnar eu salwch, er mwyn eu helpu i wneud dewisiadau gwybodus am eu hanghenion a'u cynlluniau ar hyn o bryd ac i'r dyfodol. Dylai sgyrsiau ganolbwyntio ar beth y gall y person ei wneud a beth, gyda'r addasiadau cywir, y gall barhau i'w gwneud.

Dylai unrhyw newidiadau barchu dewisiadau a chwaeth yr unigolyn i'r graddau y bo hynny'n bosibl. Bydd cael amgylchedd cartref sy'n anghyfarwydd iddo yn gwneud mwy o ddrwg nag o les – er enghraifft, os yw cartref yr unigolyn yn cael ei newid i fod yn debyg i leoliad clinigol am resymau diogelwch.

Diogelwch

Bydd diogelwch bob amser yn ystyriaeth allweddol, yn enwedig os yw'r person â dementia yn byw ar ei ben ei hun. Mae asesiadau therapi galwedigaethol ac asesiadau'r gwasanaeth tân yn edrych yn fanwl ar amgylchedd y cartref o'r safbwynt hwn. Er enghraifft, mae'n bosibl y bydd canllawiau bachu, larymau, a synwyryddion yn cael eu gosod. Mae mesurau diogelwch eraill i'w cymryd yn cynnwys:

- gwirio'r thermostat yn rheolaidd, yn enwedig wrth i'r tymhorau newid, er mwyn atal yr unigolyn rhag teimlo'n rhy boeth neu'n rhy oer
- lleihau gosodiadau tymheredd dŵr poeth i sicrhau nad yw'r unigolyn yn llosgi ei hun
- cadw rhifau ffôn pwysig wrth ymyl ffôn y tŷ a/neu eu storio yn ffôn symudol yr unigolyn rhag ofn y bydd argyfwng
- gosod gorchuddion ar socedi a falfiau rheoli er mwyn sicrhau'r nad yw'r person yn cynnau neu'n diffodd teclynnau, gwres, nwy ac ati yn ddamweiniol

- sicrhau bod yr unigolyn yn gallu defnyddio dolenni drysau a chloi'r eiddo heb unrhyw broblemau.

Bydd amgylchedd sy'n ddiogel ac yn hygyrch i berson â dementia yn ddiogel ac yn hygyrch i bawb. Fodd bynnag, mae llawer o aelwydydd yn gartref i bobl eraill yn ogystal â'r person â dementia. Gall y cartref gynnwys pobl o sawl cenhedlaeth sydd ag anghenion a dewisiadau amrywiol.

Clirio

Gall clirio amgylchedd y cartref wella'r sefyllfa yn gyflym. Gall gofalwyr helpu i greu lle mwy hamddenol a llai llethol, gyda llai o bethau i dynnu sylw'r llygaid, a sicrhau ei bod hi'n haws i'r unigolyn ddod o hyd i eitemau y mae'n eu defnyddio'n aml. Mae'n syniad da cael gwared ar beryglon baglu amlwg, fel rygiau ac ambell gelficyn. Fodd bynnag, gall pethau sydd â gwerth sentimental warchod atgofion a sbarduno cysylltiadau cadarnhaol. Trwy gael gwared â phethau o'r fath, mae'n bosibl y byddwch yn cael gwared ar yr un ffordd bosibl o gysylltu ag atgof penodol.

Golau

Gall golau da helpu pobl â dementia i weld yn dda a chadw synnwyr o le. Mae golau naturiol yn eu helpu i gadw synnwyr o amser hefyd. Mae golau yn lleihau ardaloedd cysgodol a chysgodion gan helpu i osgoi camganfyddiadau a rhithiau. Bydd gosod switshis sy'n pylu'r golau yn rhoi rheolaeth i'r person dros lefel y golau sydd ei angen arno. Gall lampau sy'n cael eu goleuo trwy eu cyffwrdd fod yn haws i'w defnyddio na lampau â switsh. Yn y nos, gall ystafell wely dywyll annog cysgu'n hwy ac o ansawdd gwell, a bydd goleuadau synhwyrydd sy'n goleuo pan fydd y person yn symud o gwmpas yn ddefnyddiol os oes angen iddo godi i fynd i'r ystafell ymolchi.

Celfi ac eitemau dodrefnu

Trwy gyferbynnu lliw celfi â lliw'r waliau a'r llawr, bydd yn haws i'r person â dementia weld a defnyddio switshis golau, ei wely, byrddau, cadeiriau, a lampau. Fel arfer, bydd hi'n haws eistedd mewn cadair freichiau nad yw'n rhy isel a bydd yn haws codi ohoni hefyd. Gall streipiau a phatrymau cryf achosi dryswch ac arwain rhywun i golli synnwyr o amser a lle, felly peidiwch â'u defnyddio'n ormodol. Yn yr un modd, wrth i'r symptomau gynyddu, gall paentiadau, gwaith celf, a drychau achosi dryswch hefyd. Gellir eu gorchuddio neu eu symud os oes angen. Trwy gadw cynllun sylfaenol pob ystafell fel y mae, bydd modd helpu'r unigolyn i gofio'r cynllun a symud o gwmpas yn haws.

Lloriau

Mae rhai pobl â dementia yn dechrau llusgo eu traed, heb eu codi'n llawn oddi ar y llawr. Gall cryfder a chydbwysedd leihau hefyd. Mae'r ddau newid yn golygu bod baglu a chwympo yn fwy tebygol. Yn y cartref, mae lloriau neu fatiau anwastad yn cynyddu'r risg ymhellach. Os oes gan rywun broblemau canfyddiad gweledol, gall lloriau sgleiniog ymddangos yn wlyb neu'n llithrig, a gall arwynebau tywyll edrych fel tyllau. Bydd yn haws i'r unigolyn symud ar draws lloriau plaen heb sglein. Bydd cyferbynnu lliw'r grisiau â'r waliau cyfagos, a gosod stribed lachar o dâp ar ymyl pob gris, yn helpu'r unigolyn i fynd i fyny ac i lawr y grisiau yn fwy diogel.

Defnyddio'r ystafell ymolchi

Bydd gosod arwydd sy'n dangos llun o doiled a'r gair 'Toiled' ar y drws ar lefel y llygad, neu adael y drws ar agor, yn helpu'r unigolyn i ddod o hyd i'r ystafell ymolchi. Gadewch olau'r ystafell ymolchi ymlaen yn y nos neu ddefnyddio goleuadau synhwyrydd sy'n ymateb i symudiad. Er mwyn atal y person â dementia rhag mynd yn sownd, dylech addasu unrhyw fecanwaith cloi er mwyn sicrhau bod modd agor drws yr ystafell ymolchi o'r tu allan bob amser. Bydd cyferbynnu lliw sedd a chaead y toiled â gweddill y toiled (neu hyd yn oed gael gwared ar y caead) yn helpu'r person i deimlo'n llai pryderus am ddod o hyd i'r toiled ac yn lleihau'r potensial am ddamweiniau. Er mwyn helpu'r unigolyn i ddefnyddio'r bath, y gawod a'r toiled, gallech osod canllawiau bachu sy'n cyferbynnu â lliw'r wal. Gall gosod tapiau sydd â mecanweithiau traddodiadol sy'n dweud poeth ac oer, a thoiled fflysio â handlen, helpu'r unigolyn i wybod sut i'w defnyddio. Mae plygiau atal llifogydd yn rhyddhau dŵr o'r bath neu'r sinc os yw'r unigolyn yn anghofio cau'r tap, ac mae rhai plygiau yn newid lliw i ddangos bod y dŵr yn rhy boeth. Bydd dim ond cadw eitemau hanfodol yn yr ystafell ymolchi yn lleihau unrhyw annibendod a'r posibilrwydd y bydd yr unigolyn yn drysu ac yn colli synnwyr o le ac amser. Bydd gosod matiau gwrthlithro yn lleihau'r perygl y bydd yr unigolyn yn cwympo.

Symud o gwmpas y cartref

Bydd gosod llun/label ar flaen cypyrddau, droriau, drysau, yr oergell ac ati, i ddangos y cynnwys, yn helpu'r person â dementia i ddod o hyd i'r hyn y mae'n chwilio amdano. Yn yr un modd, bydd gosod llun/label ar ddrws ystafell yn ei helpu i ddod o hyd i'w ffordd ac yn lleihau pryderon am fynd ar goll neu ddrysu. Fel arall, bydd drysau tryloyw yn caniatáu i'r person weld beth sy'n cael ei storio y tu mewn. Gall cael gwared yn llwyr ar ddrysau cypyrddau sy'n gorchuddio peiriannau golchi, peiriannau golchi llestri ac oergelloedd/rhewgelloedd hefyd helpu. Gall tacluso annibendod ar arwynebau a lleihau faint o eitemau sy'n cael eu storio helpu'r unigolyn i ddod o hyd i'r eitemau y mae'n eu defnyddio'n rheolaidd. Gallwch helpu'r person â dementia i ddod o hyd i'r pethau y mae'n eu defnyddio'n rheolaidd (fel allweddi, ffôn, sbectol a waled/pwrs) trwy ei annog i'w cadw yn yr un lle.

Gall dementia olygu y bydd rhai pobl yn sensitif iawn i sain. Trwy osod offer swnllyd – fel peiriant golchi – yn bell o le mae'r unigolyn yn debygol o dreulio'r rhan fwyaf o'i amser, bydd modd lleihau'r effaith ar ei allu i feddwl a phrosesu iaith. Mae'r un peth yn wir am ddiffodd y teledu neu'r radio pan nad yw'r unigolyn yn eu defnyddio. Yn yr un modd, gall carpedi a llenni neu fleindiau ffabrig amsugno sain yn well na lloriau laminedig a bleindiau pren.

Ni fydd pob addasiad yn ymarferol. Er enghraifft, efallai na fydd unigolyn â dementia yn gallu byw mewn tŷ tri llawr â grisiau allanol trwy gydol y salwch. Weithiau bydd trafod opsiynau tai yn gynt yn hytrach nag yn hwyrach yn angenrheidiol ac yn fuddiol, gan roi'r cyfle gorau i'r person â dementia addasu i amgylchedd newydd.

A allai technoleg helpu i wneud bywyd yn haws?

Mae datblygiad technoleg yn yr oes gyfoes yn ffaith anochel; rydyn ni'n defnyddio technoleg drwy'r amser. Nid yw diagnosis o ddementia yn golygu y bydd yn rhaid i berson roi'r gorau i elwa ar y cymhorthion amrywiol sydd ar gael. Gall defnyddio 'technoleg gynorthwyol' helpu rhywun i aros yn annibynnol am gyfnod hwy. Gall helpu pobl i gadw mewn cysylltiad â theulu a ffrindiau, cadw'n iach yn gorfforol, a theimlo'n ddiogel yn eu cartrefi ac yn eu cymunedau.

Rhagdybir weithiau na all pobl â dementia ddysgu pethau newydd. Fodd bynnag, trwy ddefnyddio dulliau ailadrodd a strategaethau cofio priodol, mae modd datblygu a chadw sgiliau newydd am beth amser, hyd yn oed wrth i wybyddiaeth leihau mewn ffyrdd eraill.

Hefyd, rydyn ni eisoes yn gweld y genhedlaeth bresennol o bobl yn eu chwedegau a'u saithdegau sydd wedi cael diagnosis o ddementia yn defnyddio ffonau symudol a'r rhyngrwyd yn hyderus er mwyn cyfathrebu, dod o hyd i wybodaeth, a mwynhau eu diddordebau. Yn ystod cyfnodau cynnar byw gyda dementia, mae'r sgiliau hyn yn tueddu i barhau ac maen nhw'n gallu helpu pobl i ymdopi â heriau bob dydd. Byddwn yn gweld y duedd hon yn mynd o nerth i nerth wrth i genedlaethau'r dyfodol heneiddio a datblygu dementia.

Mae yna bob math o dechnoleg electronig a heb fod yn electronig ar gael i bobl â dementia, rhywfaint ohoni wedi'i dylunio i ddatrys problemau cyffredin, a rhywfaint ohoni'n bodoli'n barod wedi'i hailbwrpasu er mwyn cynorthwyo pobl â dementia. Mae manylu ar yr holl dechnoleg a all helpu y tu hwnt i gwmpas y llyfr hwn – ac, o ystyried pa mor gyflym y mae technoleg newydd yn datblygu, buan iawn y byddai'r wybodaeth yn dyddio! – ond gallwn argymell y wefan ganlynol sydd wedi'i chreu gan y Tîm Digidol yn Alzheimer Scotland: www.meetadam.co.uk

Y peth pwysicaf i'w ystyried yw hyn: a yw darn penodol o dechnoleg yn addas i'r person dan sylw. Mae sawl ffordd o ddod o hyd i'r cymhorthion mwyaf addas, gan gynnwys siarad â phobl eraill â dementia a'u gofalwyr, darllen neu wylio adolygiadau, holi arbenigwyr technoleg dementia (fel elusennau dementia a therapyddion galwedigaethol), a rhoi cynnig ar wahanol fathau o dechnoleg.

Mae angen sicrhau mai'r person â dementia sy'n gwneud y penderfyniadau am y dechnoleg y mae'n ei defnyddio. Os nad oes ganddo'r galluedd i gydsynio, dylai'r person gyfrannu cymaint er mwyn gallu gwneud penderfyniad gwybodus. Wrth feddwl am gynlluniau ar gyfer y dyfodol, gall fod yn fuddiol i'r person â dementia ystyried cyfraniad technoleg at ei ofal a'i gymorth parhaus wrth i'w anghenion newid.

Mae'n werth nodi hefyd y gall rhai mathau o dechnoleg gynorthwyol fod yn ddrud. Byddai'n werth ystyried rhentu neu brynu technoleg ail-law.

A fydda i'n gallu mwynhau amser gyda'r person rwy'n gofalu amdano o hyd?

Gall swnio fel ystrydeb, ond mae'n bwysig cymryd un dydd ar y tro wrth fyw gyda dementia a gofalu am rywun sydd â'r salwch. Dylech barhau i gymryd rhan yn y pethau sy'n bwysig i'r ddau ohonoch a mwynhau gwneud hynny cyhyd ag y bo modd.

Fel gofalwr, gall deall mwy am y math o ddementia sydd gan y person rydych chi'n gofalu amdano roi syniad i chi o'r ffordd y gallai'r clefyd ddatblygu, a gall eich helpu i nodi pryderon. Hefyd, gallai fod yn fuddiol i chi gynllunio ar gyfer y dyfodol tra bydd yr unigolyn yn gallu gwneud ei benderfyniadau ei hun o hyd. Fodd bynnag, mae'n bwysig iawn byw yn y presennol hefyd a chanolbwyntio ar yr agweddau cadarnhaol a phosibl yn hytrach na phoeni gormod am beth allai ddigwydd yn y dyfodol. Mae rhai gofalwyr yn cofnodi'r pethau da sy'n digwydd bob dydd. Bydd llawer o bethau da yn digwydd, ond mae'n hawdd anghofio amdanyn nhw os yw rhywun yn teimlo dan straen ac wedi blino. Pan fydd pethau'n anodd iawn, bydd edrych yn ôl ar y cofnod hwn yn eich atgoffa nad yw'r cyfan yn ddrwg, gan eich helpu i ddal ati.

19

Hunanofal fel gofalwr

Sut galla' i ofalu am rywun â dementia a chadw'n iach fy hun?

Fel gofalwr, mae'n hollbwysig gofalu amdanoch chi eich hun er mwyn cynnal perthynas gadarnhaol, gefnogol, a hirdymor gyda pherson sy'n byw gyda dementia. Fodd bynnag, gall dod o hyd i'r amser a'r egni i gadw'n iach fod yn heriol. Yn ystod cyfnodau cynnar dementia, mae rhywun sydd wedi cael diagnosis yn debygol o fod yn gymharol annibynnol o hyd, a hwyrach na fydd ei fywyd yn wahanol iawn i'w fywyd cyn cael y diagnosis. Wrth i'r clefyd ddatblygu, bydd angen i ofalwyr helpu'r unigolyn i wisgo, paratoi a bwyta prydau bwyd, cymryd meddyginiaeth, gwneud ymarfer corff, cymdeithasu, a chynnal hylendid personol.

Mae rhai pobl â dementia yn dibynnu fwyfwy ar eu gofalwr er mwyn teimlo'n ddiogel. Mae'n bosibl y bydd lefelau pryder, straen a gofid unigolyn â dementia yn cynyddu os na fydd ei ofalwr yn agos. O dan yr amgylchiadau hyn, gall fod yn anodd i ofalwyr ddod o hyd i'r amser i ofalu amdanyn nhw eu hunain – eu hanghenion corfforol ac emosiynol eu hunain, cadw mewn cysylltiad â theulu a ffrindiau, a mwynhau eu diddordebau.

Mewn llawer o wledydd, mae gan ofalwyr di-dâl hawl i gymorth ariannol ac ymarferol. Nid gormodiaith yw dweud y byddai economïau gwladol ar eu pengliniau heb ofalwyr di-dâl. Mae gwaith ymchwil diweddar gan Carers UK yn amcangyfrif bod gofalwyr di-dâl yn arbed £132 biliwn i lywodraeth y Deyrnas Unedig bob blwyddyn, sef cyfartaledd o £19,336 fesul gofalwr. O'r herwydd, mae hawliau gofalwyr i gael cymorth ariannol ac ymarferol wedi'u hymgorffori mewn deddfwriaeth.

Mae llawer o aelodau teuluoedd yn amharod i alw eu hunain yn ofalwyr. Maen nhw'n poeni bod gwneud hynny yn golygu nad ydyn nhw'n gystal gŵr/gwraig, partner, mab, merch, neu ffrind. Ni ddylai cysylltu â'ch awdurdod lleol neu sefydliad gofalwyr newid natur eich perthynas. Yn hytrach, dyma'r cam cyntaf tuag at gael gwybodaeth am y gwahanol fathau o gymorth sydd ar gael ac o bosibl sicrhau cydbwysedd iach rhwng gofalu am berson â dementia a gofalu amdanoch chi eich hun.

Sut galla' i reoli fy emosiynau?

Mae'n bosibl y bydd gofalwyr yn teimlo emosiynau amrywiol, a gwrthgyferbyniol weithiau, gan gynnwys gwadu, teimlo'n ddig, drwgdeimlad, euogrwydd, colled, a hyd yn oed derbyn y sefyllfa. Mae'n bwysig cydnabod y teimladau hyn pan fyddan nhw'n codi gan gofio eu bod nhw'n hollol normal. Nid oes angen teimlo cywilydd.

Gwadu

Ar ôl y diagnosis, bydd llawer o ofalwyr yn argyhoeddi eu hunain nad yw'r person â dementia yn sâl. Byddan nhw'n priodoli newidiadau mewn hwyliau, ymddygiad a gallu'r unigolyn i'r broses heneiddio. Bydd eraill o'r farn nad yw dementia yn glefyd sy'n datblygu; hynny yw, pan fydd y person â dementia yn cael diwrnod 'da', mae'n arwydd ei fod yn gwella neu'n cryfhau. Wrth i symptomau dementia ddwysáu, mae'n gallu bod yn anodd parhau i wadu'r hyn sy'n digwydd.

Dicter, rhwystredigaeth a drwgdeimlad

Gall fod yn anodd i ofalwyr dderbyn nad yw'r person â dementia yn gallu gwneud yr un pethau ag o'r blaen. Wrth i'r person fynd yn fwy dibynnol ar y gofalwr, mae'n hawdd dal dig oherwydd y rôl newydd a'r cyfrifoldebau ychwanegol. Fel arfer, bydd y cyfrifoldebau hyn yn ychwanegu at y cyfrifoldebau a oedd gennych chi eisoes, a byddan nhw ar draul gwneud y pethau rydych chi'n eu mwynhau. Hefyd, mae'n hawdd dal dig yn erbyn perthnasau nad ydyn nhw'n gwneud digon i'ch helpu chi na'r person â dementia. Yn aml, gall gofalwyr deimlo'n unig ac yn ynysig.

Euogrwydd

Efallai mai euogrwydd yw'r emosiwn mwyaf cyffredin sy'n cael ei gyfleu gan ofalwyr. Gall gofalwyr deimlo'n euog am nifer o wahanol resymau:

- am deimlo'n ddig neu'n rhwystredig gyda'r person maen nhw'n gofalu amdano, yn enwedig pan fyddan nhw'n mynegi'r emosiynau hyn
- am yr effaith y mae gofalu yn ei chael ar eu bywyd: doedd gŵr ddim wedi rhagweld y byddai'n treulio ei amser yn gofalu am ei wraig ar ôl ymddeol; doedd merch ddim wedi disgwyl ymdopi â gofalu am ei thad yn ogystal â gofalu am ei phlant, gweithio, a cheisio cael bywyd cymdeithasol boddhaus
- am y meddyliau negyddol sy'n gallu codi pan fydd pobl wedi blino, yn poeni, ac o dan straen enfawr – efallai'n dymuno gadael y person â dementia neu'n gobeithio y bydd y person yn mynd i ffwrdd neu hyd yn oed yn marw
- edifeirwch am bethau na ddigwyddodd yn y gorffennol, ac am beidio â bod yn fwy caredig, yn fwy cariadus, neu am beidio â threulio mwy o amser gyda'r unigolyn yn y gorffennol
- oherwydd eu bod yn meddwl nad ydyn nhw'n llwyddo i gyflawni disgwyliadau afrealistig, neu nad ydyn nhw'n gofalu am yr unigolyn yn y 'ffordd iawn'.

Mae'n hawdd i ofalwyr gymharu eu hunain â'u cyfoedion a dod i'r casgliad nad ydyn nhw'n gofalu yn y ffordd iawn neu nad ydyn nhw'n ymdopi cystal ag eraill. Nid oes y fath beth â ffordd gywir neu anghywir o ofalu am rywun. Mae pob perthynas ofalu yn unigryw, fel profiad pob unigolyn o ddementia. Bydd gofalwyr yn dysgu ac yn mabwysiadu dulliau sy'n gweithio iddyn nhw a'r person maen nhw'n gofalu amdano, ac yn addasu wrth i heriau newydd godi. Gall treulio amser gyda gofalwyr eraill fod yn gymorth pwysig, ond mae'n rhaid cofio bod pawb yn ymdopi â heriau a straen yn wahanol. I rai gofalwyr, gall ymddangos eu bod yn ymdopi fod yn rhan annatod o sut maen nhw'n parhau i ofalu. I eraill, gall siarad am yr anawsterau fod yn rhyddhad ac yn hwb i'w helpu i ddal ati.

Siaradodd y paediatregydd a'r seicoddadansoddwr Prydeinig Dr Donald Winnicott am fod yn fam 'ddigon da'. Mae 'digon da' yn ddigon da. Mae hyn yr un mor berthnasol i'n cyd-destun ni. Mae gofalwr 'digon da' yn dibynnu ar ei reddfau ac yn ffyddiog mai ef neu hi sy'n adnabod y person y mae'n gofalu amdano orau. Mae'n fodlon derbyn syniadau newydd ond nid oes ganddo obsesiwn ag arbenigedd proffesiynol ac nid yw'n barod i gael ei fesur yn erbyn unrhyw ddelfryd. Bydd yn darparu'r gofal gorau posibl bob amser oddi mewn i'w gyfyngiadau fel bod dynol.

Weithiau mae gofalwyr yn teimlo'n euog am beidio â bod gyda'r person maen nhw'n gofalu amdano ac yn poeni bod unrhyw angen am seibiant yn arwydd o fethiant. Os ydych chi'n teimlo fel hyn, cymerwch gam yn ôl a chofiwch fod gwybod pryd i ofyn am gymorth yn gryfder mewn gwirionedd. Yn y pen draw, os yw eich iechyd fel gofalwr yn torri, bydd y berthynas ofalu yn torri hefyd. O ganlyniad, hwyrach y bydd yn rhaid i'r person â dementia fynd i'r ysbyty neu gael ei symud i ofal hirdymor yn gynt na'r disgwyl. Ar ben hynny, un gwirionedd nad yw'n cael ei gydnabod yn aml yw'r ffaith y gall llawer o bobl â dementia elwa ar seibiant oddi wrth eu gofalwyr, mwynhau profiadau gwahanol ac ymwneud ag eraill.

Colled

Bydd gofalwyr, fel y person â dementia y maen nhw'n gofalu amdano, yn teimlo cyfres o golledion wrth i'r clefyd ddatblygu. Yn raddol, bydd y berthynas a oedd ganddyn nhw cyn i'r symptomau ddechrau yn cael ei cholli. Gall y newid hwn achosi gofid enfawr i rai gofalwyr – yn enwedig priod neu bartner – a allai fod wedi bod mewn perthynas â'r person ers dros 50 mlynedd. Mae'n anodd iawn gwylio'r person rydych chi'n ei garu yn cael trafferth gwneud pethau a oedd yn ail natur iddo yn y gorffennol, a galaru am y newidiadau yn eich perthynas.

Mae'n gwbl normal i chi deimlo tristwch a chrio, neu beidio â dangos eich emosiynau; gallech fynd i'ch cragen neu encilio, neu deimlo'r angen i weld pobl eraill yn amlach. Gallai'ch emosiynau newid o ddydd i ddydd. Efallai y byddwch chi'n ymateb yn wahanol i'r colledion gwahanol sy'n effeithio arnoch chi a'r person â dementia dros amser.

Derbyn y sefyllfa

Fel unrhyw gyflwr emosiynol arall, ni fydd derbyn y sefyllfa yn cau pen y mwdwl ar bethau o reidrwydd. Byddwch yn parhau i brofi amrywiaeth o deimladau gwahanol, yn aml heb rybudd. Mae'n bosibl y bydd derbyn y sefyllfa yn golygu eich bod chi'n dysgu byw yn y presennol gyda'r person â dementia. Byddwch yn deall eich emosiynau ac yn derbyn pob un ohonyn nhw, y cadarnhaol a'r negyddol, fel emosiynau normal. Gallech ddod o hyd i ystyr a boddhad wrth ofalu am anwylyd, gan helpu i wneud ansawdd ei fywyd cystal â phosibl. Efallai eich bod wedi dod o hyd i ddulliau o sianelu emosiynau 'negyddol' trwy gyfeillgarwch, cwnsela, ymarfer corff, neu ysgrifennu. Efallai eich bod wedi gallu gofyn am gymorth gan eraill, ac wedi derbyn cymorth, ar gyfer y person â dementia ac ar eich cyfer chi.

Nid pos i'w ddatrys unwaith ac am byth yw gofalu am rywun – mae'n berthynas newidiol a rhyngbersonol sy'n seiliedig ar arsylwi, gwrando, deall ac addasu. Mae gwneud 'camsyniadau' yn rhan arferol o'r broses, a bydd bwriadau da yn mynd o chwith o dro i dro. Nid oes yna'r un gofalwr sy'n berffaith, mae hynny'n amhosibl. Bydd pob gofalwr yn cyrraedd pen ei dennyn, yn colli ei dymer, ac weithiau yn codi ei lais mewn rhwystredigaeth. Gwnewch eich gorau i osgoi beirniadu eich hun pan fydd hyn yn digwydd, gan faddau chi'ch hun. Fedrwch chi ddim helpu sut rydych chi'n teimlo bob tro, ond efallai y gallwch chi benderfynu sut rydych chi'n ymateb i'ch teimladau.

Sut galla' i ymdopi yn ymarferol?

Gall cymryd camau ymarferol a chadarnhaol eich helpu i ddod i delerau â'r newidiadau yn eich bywyd ac addasu iddyn nhw, ac ymdopi â'ch emosiynau.

Mynd i'r afael â thasgau ymarferol

Efallai y bydd dull llwyddiannus o gynorthwyo'r person rydych chi'n gofalu amdano i gymryd cawod yn sydyn yn troi yn ddull nad yw yn gweithio mwyach. Os yw hyn yn digwydd, cymerwch gam yn ôl o'r sefyllfa. Cofiwch nad yw'r person rydych chi'n gofalu amdano yn ceisio gwneud eich bywyd yn anodd. Mae'n wynebu newidiadau graddol ond mawr yn ei alluoedd. Ewch ati i werthuso'r rhwystrau newydd posibl i gymryd cawod. Ydy'r unigolyn yn ansicr am sut i fynd i mewn i'r gawod? Yn poeni am y dŵr yn llifo dros ei ben? Wedi anghofio sut i ymolchi'n annibynnol? Neu'n teimlo ei fod wedi colli ei urddas oherwydd bod angen cymorth arno? Ceisiwch roi eich hun yn sefyllfa'r person er mwyn asesu pob cam o unrhyw dasg o'i safbwynt ef neu hi. Yna bydd modd i chi nodi a, gobeithio, mynd i'r afael â'r materion sylfaenol sy'n gyfrifol neu'n rhannol gyfrifol am y ffaith fod yr unigolyn yn cael trafferth gyda'r dasg neu'n gwrthod eich cymorth.

Sefydlu arferion da

Gall fod yn anodd sefydlu trefn neu rwtîn reolaidd pan fydd bywyd bob dydd fel pe bai mor anodd ei ragweld. Fodd bynnag, gall trefn reolaidd dda, gan gynnwys set realistig a dibynadwy o dasgau, gweithgareddau ac amseriadau i'w dilyn, roi ymdeimlad o reolaeth ac o gynefindra i chi a'r person rydych chi'n gofalu amdano. Mae angen sicrhau cydbwysedd rhwng unrhyw drefn reolaidd a blaenoriaethau eraill, fel gofalu am wyrion, gofalu am rywun arall sy'n sâl, neu fynd i'r gwaith (neu'r tri!). Ceisiwch nodi'r pethau mae *gwir* angen i chi eu gwneud, a'r pethau sy'n llai pwysig; ac ewch ati i wneud y pethau pwysicaf yn gyntaf. Yn yr un modd, canolbwyntiwch ar y penderfyniadau y gallwch eu gwneud ac elfennau bywyd y gallwch eu rheoli, gan dderbyn na allwch chi reoli pob un dim. Dim ond un person ydych chi ac mae'n amhosibl gwneud popeth.

Sefydlu rhwydwaith cymorth anffurfiol

Mae llawer o ofalwyr yn cael budd o siarad am eu profiadau a sut maen nhw'n teimlo. Weithiau byddan nhw'n siarad ag aelodau'r teulu a ffrindiau. Dro arall, fyddan nhw ddim eisiau taflu'r baich ar yr unigolion hyn trwy rannu teimladau sy'n ymddangos fel rhai 'negyddol', neu byddan nhw'n cael y teimlad nad yw pobl eraill yn eu deall yn iawn. Mae pobl eraill sy'n gofalu am bobl â dementia yn fwy tebygol o ddeall beth rydych chi'n mynd drwyddo. Gall rhannu cyngor a chymorth emosiynol ac ymarferol leihau teimladau o unigrwydd a straen yn sylweddol. Mae llawer o ofalwyr yn datblygu cyfeillgarwch newydd â phobl ar ôl eu cyfarfod mewn lleoliadau cymorth gan gymheiriaid, ac mae eu sgyrsiau yn ymestyn y tu hwnt i awgrymiadau yn ymwneud â gofalu.

Mae hefyd yn syniad da siarad ag aelodau'r teulu a ffrindiau am sut rydych chi'n teimlo, a dweud wrthyn nhw sut gallan nhw eich helpu chi a'r person rydych chi'n gofalu amdano. All rhywun sbario ychydig oriau? Bydd hyn yn rhoi seibiant i chi ac yn gyfle i'r person â dementia ddatblygu perthynas ystyrlon arall. All rhywun gynnig cymorth ymarferol, fel siopa neu help i reoli'ch materion ariannol? Gall dirprwyo tasgau fod o fudd i chi ac i aelodau eich teulu a'ch ffrindiau, sydd efallai ddim yn siŵr sut gallan nhw helpu neu sy'n brin o amser. Bydd cydnabod eich terfynau a gofyn am gymorth pan fydd ei angen arnoch yn eich helpu i reoli'ch emosiynau, bydd yn eich cadw'n iach yn gorfforol, ac yn cynnal eich perthynas ofalu am gyfnod hwy.

Cysylltu â chymorth ffurfiol

Mae llawer o ofalwyr yn amharod i droi at wasanaethau gofal cymdeithasol (fel gofal yn y cartref a gofal amgen) yn rhy fuan. Maen nhw'n poeni y bydd gwneud hynny yn arwain at ddechrau cyfnod newydd mewn bywyd, o bosibl cyn amser. Mae'r pryderon hyn yn ddealladwy. Fodd bynnag, mae'n ddefnyddiol nodi a mynd i'r afael â phroblemau wrth iddyn nhw godi, gan ychwanegu haenau o gefnogaeth yn raddol yn hytrach nag aros am argyfwng. Os yw'r sefyllfa'n argyfyngus, mae'n bosib na fydd y gwasanaethau gofal yn gallu ymateb mor sensitif bob amser, ac efallai y bydd gweithwyr proffesiynol yn gorfod gwneud penderfyniadau ar eich rhan. Trwy gysylltu'n amserol ag elusennau dementia a gofalwyr a sefydliadau cymunedol – i gael gwybodaeth, cyngor, a chymorth gan gymheiriaid – bydd modd cymryd y cam cyntaf cyn gofyn am gymorth ymarferol ffurfiol.

Gall elusennau dementia a gofalwyr fod yn ffynonellau pwysig o wybodaeth, cyngor, a chefnogaeth ymarferol ac emosiynol. Wrth ofalu am berson â dementia mae'n bosibl na fydd ateb syml bob amser. Fodd bynnag, gall siarad yn rheolaidd â pherson â phrofiad ac empathi eich helpu i addasu ac ymdopi.

Cymerwch seibiant!

Mae llawer o ofalwyr yn teimlo'n euog os nad ydyn nhw'n treulio eu holl amser gyda'r person â dementia. Maen nhw'n poeni ei fod yn arwydd o fethiant os oes angen seibiant arnyn nhw. Hefyd, mae rhai gofalwyr yn amau ansawdd gofal amgen. A fydd aelod o'r teulu, ffrind, neu gymorth gwirfoddol neu gyflogedig yn gallu darparu gofal o'r un ansawdd a chysondeb? Yn fwy perthnasol efallai, mae llawer o ofalwyr yn ei chael hi'n anodd dod o hyd i ofal amgen am fod y gwasanaethau proffesiynol o dan y fath bwysau.

Wedi dweud hynny, mae'n hanfodol dod o hyd i amser i gymryd seibiant rheolaidd er mwyn gorffwys, ymlacio, cymdeithasu, mwynhau'ch diddordebau, neu hyd yn oed gwblhau rhai o'r tasgau sy'n eich disgwyl. Bydd seibiant yn eich helpu i ymdopi'n well a darparu gofal am gyfnod hwy, a gall leihau'r graddau y bydd y person â dementia yn dibynnu arnoch chi trwy ddangos y gall fwynhau perthnasoedd ystyrlon eraill.

Mae seibiannau byr mewn grwpiau, gweithgareddau a gwasanaethau dydd cymunedol ar gyfer pobl â dementia ar gael yn y rhan fwyaf o ardaloedd. Gall cymorth un i un am dâl neu gynlluniau cyfeillio gwirfoddol fod yn rhan o'ch trefn arferol hefyd. Mewn rhai ardaloedd, mae modd trefnu seibiannau dros nos rheolaidd. Ewch ati i chwilio am wybodaeth am y lwfansau ariannol sydd ar gael yn eich ardal chi. Gall yr incwm ychwanegol hwn helpu i dalu am gostau neu gyfrannu at gostau darpariaeth gofal sy'n cael ei hariannu. Hefyd, gellid defnyddio incwm ychwanegol i dalu glanhawyr neu arddwyr, er enghraifft. Gallai cymorth o'r fath roi amser i chi fwynhau cwmni'ch perthynas neu i gymryd seibiant personol.

Gofalu am eich iechyd eich hun

Gall gofalu am berson â dementia fod yn waith amser llawn ac mae'n debygol o effeithio ar eich lles corfforol, meddyliol ac emosiynol. Hyd yn oed pan na fyddwch chi yng nghwmni'r person â dementia, yn aml byddwch yn poeni am ei les ac a yw'n cael gofal da. Gall fod yn anodd ymlacio.

Mae'n rhaid i chi ofalu amdanoch chi eich hun. Ceisiwch fwyta deiet cytbwys, cael ymarfer corff rheolaidd, a chadw at batrwm cysgu da. Mae'n bwysig rheoli poen, a gofyn am driniaeth fel sy'n briodol ar gyfer unrhyw gyflyrau iechyd.

Dylech ystyried y lefelau gofal y gallwch eu darparu yn ymarferol a beth sy'n arbennig o anodd i chi. Mae'n bwysig datblygu mecanweithiau ymdopi i'ch helpu i beidio â chynhyrfu a chadw mor iach â phosibl. Mae hefyd yn bwysig gwybod pryd i ofyn am gymorth ac at bwy i droi am help llaw. Hefyd, gallech ystyried defnyddio technoleg gynorthwyol i helpu gydag elfennau ymarferol gofal ac i fonitro'ch iechyd.

20

Cwestiynau eraill a ofynnwyd i ni ...

Pam ydw i'n cofio sut roeddwn i'n teimlo, ond nid beth roeddwn i'n ei wneud?

Fel arfer, anawsterau gyda'r cof tymor byr fydd un o'r pethau cyntaf y bydd pobl yn sylwi arno pan fydd dementia'n datblygu. Ar y llaw arall, yn aml nid yw newidiadau i'r ymennydd yn sgil dementia yn effeithio ar atgofion emosiynol o gwbl, neu os ydyn nhw, bydd hynny'n digwydd tipyn yn hwyrach yn natblygiad y salwch.

O ganlyniad, gall person â dementia datblygedig barhau i deimlo'r profiad o fod yng nghwmni anwylyd hyd yn oed os na all ei adnabod. Disgrifiodd perthynas i un o gleifion Tom y sefyllfa yn dda pan ddywedodd nad yw ei wraig yn gwybod pwy ydyw bellach, ond ei bod hi'n dal 'yn fy 'nabod i'.

Mae'r ffaith fod atgofion emosiynol yn parhau hefyd yn un o'r prif resymau pam y gallai fod yn werth chweil i chi ddal ati i gymryd rhan mewn gweithgareddau cymdeithasol a phrofiadau cadarnhaol eraill. Mae'n bosibl na fyddwch chi'n cofio beth ddigwyddodd yn weddol fuan wedyn, ond bydd y teimladau o gysylltiad a hapusrwydd yn parhau. Gall profiadau emosiynol cadarnhaol eich helpu i fyw'n dda gyda dementia trwy roi hwb i'ch iechyd meddwl a'ch ysgogi i gadw'n brysur. Mae'r gwrthwyneb yn wir hefyd. Mae'n anodd anghofio profiadau emosiynol negyddol, a gallan nhw gael effaith negyddol ar eich iechyd meddwl, ac effeithio ar eich dewisiadau yn y dyfodol. Os gwnaethoch deimlo na chawsoch chi groeso mewn grŵp, efallai y byddwch chi'n penderfynu peidio â dychwelyd. Os yw person arall yn eich tramgwyddo, hwyrach y byddwch am geisio osgoi ei gwmni. Gall atgofion emosiynol negyddol fod yn rhwystr i'ch gofalwr roi cymorth i chi hefyd. Os ydych chi wedi teimlo cywilydd neu wedi'ch bychanu o ganlyniad i sut mae'ch gofalwr wedi siarad â chi neu wedi eich trin, efallai y byddwch chi'n llai bodlon derbyn cymorth gan ofalwyr eto. Gall fod yn anodd datrys atgofion emosiynol negyddol os na allwch chi fynegi'ch teimladau bob amser. Mae'n bosibl y bydd gofalwyr yn gorfod dyfalu beth sy'n eich poeni, a gallai eich canfyddiad chi a chanfyddiad eich gofalwyr o'r hyn achosodd i chi deimlo'n wael fod yn wahanol iawn.

Pam galla' i gofio beth ddigwyddodd amser maith yn ôl, ond nid beth ges i i ginio?

Mae yna sawl ffordd o ddosbarthu mathau gwahanol o gof. Un ohonyn nhw yw gwahaniaethu rhwng cof tymor hir a chof tymor byr. Mae modd bod yn fanylach na hyn a gwahaniaethu rhwng yr hyn rydyn ni'n ei alw'n 'gof gweithredol' a chof tymor byr. Cof gweithredol yw'r hyn roedden ni'n ei ddefnyddio (cyn ffonau symudol!) wrth chwilio am rif yn y llyfr ffôn, cerdded ar draws yr ystafell i'r ffôn, a deialu'r rhif. Pan nad oes angen y rhif ffôn mwyach, rydych chi'n ei anghofio.

Fodd bynnag, mae llawer o bethau yn symud o'r cof gweithredol i'r cof tymor byr. Ond pa mor fyr yw tymor byr? Yn fras, mae'r tymor byr yn golygu ychydig oriau neu ddiwrnodau. Yn aml, bydd rhywun â dementia yn cael trafferth cofio atgofion tymor byr fel hyn, ac o ganlyniad bydd yn ailadrodd yr un straeon neu gwestiynau. Mae atgofion mwy hirdymor o gyfnod cynharach mewn bywyd yn tueddu i fod yn fwy cadarn. Er enghraifft, gall llawer o bobl gofio enwau eu ffrindiau yn yr ysgol gynradd ond nid beth gawson nhw i frecwast.

Pam mae'r person rwy'n gofalu amdano yn ymddwyn yn wahanol gyda ffrindiau neu weithwyr iechyd proffesiynol?

Mae llawer o ofalwyr ac aelodau teuluoedd yn cael y profiad hwn, sy'n peri dryswch a rhwystredigaeth iddyn nhw. Cyfeirir ato weithiau yn Saesneg fel 'showtime'.

Gall gofalwyr deimlo'n rhwystredig am hyn mewn dwy ffordd. Yn gyntaf, mae'r person â dementia y maen nhw'n gofalu amdano fel pe bai'n gallu 'perfformio' ar gyfer pobl eraill. Yn ail, gall y perfformiad hwn ei gwneud hi'n anoddach i'r gofalwr sicrhau'r cymorth angenrheidiol. Bydd modd cyflwyno darlun llawn a chywir o'r sefyllfa trwy gael gair ar wahân gyda'r meddyg neu weithiwr proffesiynol arall.

Pam mae hyn yn digwydd? Nid yw'r unigolyn yn ceisio bod yn ystrywgar na ffugio ei symptomau. Yn hytrach, mae'n ymateb yn yr un modd ag y byddai'r rhan fwyaf o bobl yn ymateb mewn sefyllfa lle mae'n teimlo dan fygythiad.

Wrth wynebu gweithiwr iechyd neu ofal cymdeithasol proffesiynol nad yw'r person â dementia yn ei gofio o bosibl (neu efallai nad yw wedi'i gyfarfod erioed), hwyrach mai ei reddf fydd teimlo'n ofnus. Nid yw am dderbyn newyddion drwg. Gallai hynny fod yn ddiagnosis cychwynnol o ddementia neu'n rhywbeth arall. Felly, gallai'r person fychanu ei symptomau a'i heriau neu beidio â'u datgelu, ac yn lle hynny, roi'r agraff nad oes ganddo unrhyw broblemau difrifol.

Ar ben hynny, mae urddas yr unigolyn yn y fantol ac nid yw am rannu gwybodaeth allai awgrymu bod ei annibyniaeth a'i alluoedd yn lleihau. Wrth reswm, gallai hyn fod yn destun cywilydd iddo.

Yn olaf, gallai gwadu – fel mecanwaith amddiffyn ac fel ffordd o osgoi derbyn newyddion drwg – arwain yr unigolyn i wrthod cydnabod a derbyn yr heriau y mae'n eu profi. Nid yw rhai pobl â dementia hyd yn oed yn ymwybodol o'u symptomau.

Nid oes modd i'r 'perfformiad' hwn bara'n hir iawn; mae angen tipyn o ymdrech i gynnal perfformiad o'r fath. Ar ôl hynny, mae'n bosibl y bydd y gofalwyr yn sylwi bod y person wedi ymlâdd ac yn fwy dryslyd a chynhyrfus. Fel arfer, bydd pobl â dementia yn ymddiried yn y gofalwyr y maen nhw'n eu hadnabod orau yn fwy na neb arall. Yn eu cwmni, bydd graddfa lawn yr heriau maen nhw'n eu hwynebu yn dod i'r amlwg eto.

Gall y profiad hwn achosi dryswch, rhwystredigaeth ac unigrwydd i ofalwyr. Mae'n bosibl na fydd gweithwyr proffesiynol, aelodau eraill o'r teulu, na ffrindiau – sy'n treulio cyfnodau byr yn unig gyda'r person yn aml – yn credu'r hyn mae'r gofalwr yn ei ddweud am ei brofiad. O ganlyniad, gall gofalwyr yn y sefyllfa hon deimlo'n unig a theimlo nad oes neb yno i'w cefnogi nhw.

Yn aml, mae'n well siarad yn agored gydag aelodau o'r teulu a ffrindiau am eich profiad fel gofalwr a'r heriau sy'n wynebu'r person â dementia. Ni fydd ar bawb eisiau gwybod y gwir sefyllfa. Gallai rhai pobl boeni am orfod ysgwyddo mwy o gyfrifoldeb am yr unigolyn â dementia, neu efallai y byddan nhw eisiau meddwl am y person fel yr oedd cyn cael dementia. Serch hynny, gallan nhw helpu drwy wneud rhai tasgau penodol yr un fath, fel siopa neu gasglu presgripsiynau, gan roi mwy o amser i chi ganolbwyntio ar ddarparu gofal uniongyrchol.

Diweddglo

Llyfr i'w ddarllen bob yn dipyn yn ôl yr angen yw hwn yn hytrach na llyfr i'w ddarllen o glawr i glawr. Fodd bynnag, tybiwn ei bod yn briodol i ni geisio crynhoi'r cwestiynau gwahanol yma gyda'i gilydd ar ddiwedd y llyfr. Mae pob person â dementia yn unigryw, a'n gobaith yw y bydd pawb yn gallu dod o hyd i wybodaeth ddefnyddiol o fewn y cloriau hyn. Rydyn ni wedi mwynhau cydweithio ar y llyfr hwn ac wedi gweld bod ein profiadau – Tom fel meddyg sy'n gweithio yn y GIG a Michael sy'n gweithio i elusen sy'n darparu gofal a chymorth i bobl â dementia – wedi asio'n dda ac wedi ategu ei gilydd. Fel llawer o bobl sy'n byw gyda dementia a'u teuluoedd, mae'r ddau ohonon ni'n edrych ymlaen at un peth yn benodol, sef triniaeth effeithiol ar gyfer dementia. Fel rydyn ni wedi sôn, mae nifer o driniaethau posibl yn cael eu treialu ac mae disgwyl adroddiadau arnyn nhw cyn hir, felly rydyn ni'n byw mewn gobaith.

Os oes rhywbeth yn digwydd nad ydyn ni wedi'i gynnwys yn unrhyw le, rydyn ni wedi cynnwys manylion cyswllt nifer o elusennau dementia lleol sy'n debygol o allu'ch helpu yn eich sefyllfa benodol chi. Hefyd, rydyn ni wedi cyfeirio at nifer o lyfrau, erthyglau, ffilmiau a gwefannau sy'n ddifyr neu'n ddefnyddiol yn ein barn ni.

Adnoddau eraill

Llyfrau

Lisa Genova (2015) *Still Alice*. Simon & Schuster.
Andrea Gillies (2009) *Keeper: A Book about Memory, Identity, Isolation, Wordsworth and Cake* ... Short Books.
Oliver James (2009) *Contented Dementia*. Vermillion.
Wendy Mitchell (2022) *What I Wish People Knew about Dementia: From Someone Who Knows*. Bloomsbury.
Wendy Mitchell (2019) *Somebody I used to Know*. Bloomsbury.
Tony Husband (2024) *Cymer Ofal, 'Machgen i*. Atebol.
Peter Berry & Deb Bunt (2024) *Olwyn Sgwâr*. Y Lolfa.
Helen Lambert (2024) *Llyfr Gweithgareddau i'r Cof*. Rily.
Gina Awad, (2024) *Unedig*. Graffeg.
Mary Jordan (2024) *Ymdopi ag Amhariad Gwybyddol Ysgafn (MCI)*. Y Lolfa.

Erthyglau

Alzheimer's Society (2022) Alzheimer's Disease Facts and Figures. Ar gael yn: www.alz.org/media/documents/alzheimers-facts-andfigures.pdf
Gill Livingston et al. (2020) Dementia prevention, intervention, and care: 2020 report of the Lancet Commission. *Lancet* 396: T413–46. Ar gael yn: https://doi.org/10.1016/S0140-6736(20)30367-6
Rebecca Mead (2013) The sense of an ending: an Arizona nursing home offers new ways to care for people with dementia. New Yorker 20 Mai. Ar gael yn: www.newyorker.com/magazine/2013/05/20/the-sense-of-an-ending-2
Llywodraeth y Deyrnas Unedig (2022) Cognitive decline, dementia and air pollution: a report by the Committee on the Medical Effects of Air Pollutants. Ar gael yn: www.gov.uk/government/publications/air-pollution- cognitive-decline-and-dementia

Ffilmiau

Lost for Words (1999, cyf. Alan J. W. Bell) gyda Thora Hird a Pete Postlethwaite (addaswyd o hunangofiant Deric Longden)
Iris (2001, cyf. Richard Eyre) gyda Judi Dench a Jim Broadbent (yn seiliedig ar hunangofiant John Bayley)
Away from Her (2006, cyf. Sarah Polley) gyda Julie Christie a Gordon Pinsent (addaswyd o stori fer Alice Munro)
Still Alice (2014, cyf. Richard Glatzer a Wash Westmoreland) gyda Julianne Moore (addaswyd o nofel Lisa Genova)

Gwefannau

Alzheimer Disease International
www.alzint.org

Alzheimer's Europe
www.alzheimer-europe.org

Alzheimer Scotland Dementia Research Centre
www.alzscotdrc.ed.ac.uk

CADR – Y Ganolfan Ymchwil Heneiddio a Dementia
www.cadr.cymru/cy

Dementia Services Development Centre
www.dementia.stir.ac.uk

Dementias Platform UK
www.dementiasplatform.uk

Join Dementia Research
www.joindementiaresearch.nihr.ac.uk

NRS Neuroprogressive & Dementia Network
www.nrs.org.uk/dementia

Playlist for Life – Cerddoriaeth bersonol ar gyfer dementia
www.playlistforlife.org.uk

Rare Dementia Support
www.raredementiasupport.org

UK Dementia Research Institute
https://ukdri.ac.uk

Sefydliad Iechyd y Byd
www.who.int/news-room/fact-sheets/detail/dementia

Elusennau dementia lleol

Alzheimer's Society (y Deyrnas Unedig) –
Llinell Gymorth Cyswllt Uniongyrchol 03330 150 3456
www.alzheimers.org.uk

Alzheimer's Society Cymru – Llinell Gymorth Gymraeg
03300 947 400 www.alzheimers.org.uk/cymru

Alzheimer Scotland
Llinell Gymorth Rhadffôn 24 awr 0808 808 3000
www.alzscot.org

Alzheimer's Society (Gogledd Iwerddon) – Llinell Gymorth
Genedlaethol 0300 222 1122 www.alzheimers.org.uk

The Alzheimer Society of Ireland – Llinell Gymorth
Genedlaethol 1800 341 341 https://alzheimer.ie

Age Cymru – Gwasanaeth Eiriolaeth Dementia
www.ageuk.org.uk/cymraeg/age-cymru/ein-gwaith/
eiriolaeth/eiriolaeth-dementia

Effro
Cefnogaeth dementia 01656 647722,
https://platfform.org/project/dementia-support

Gofalwn Cymru
Pecyn cymorth ar gyfer dementia
https://gofalwn.cymru/newyddion/pecyn-cymorth-
ar-gyfer-dementia

Gofalwyr Cymru
www.carersuk.org/cy/wales – Llinell gymorth uniongyrchol
0808 808 7777

Nyrsys Admiral (rhan o Dementia UK) – Llinell Gymorth
Uniongyrchol 0800 888 6678 www.dementiauk.org